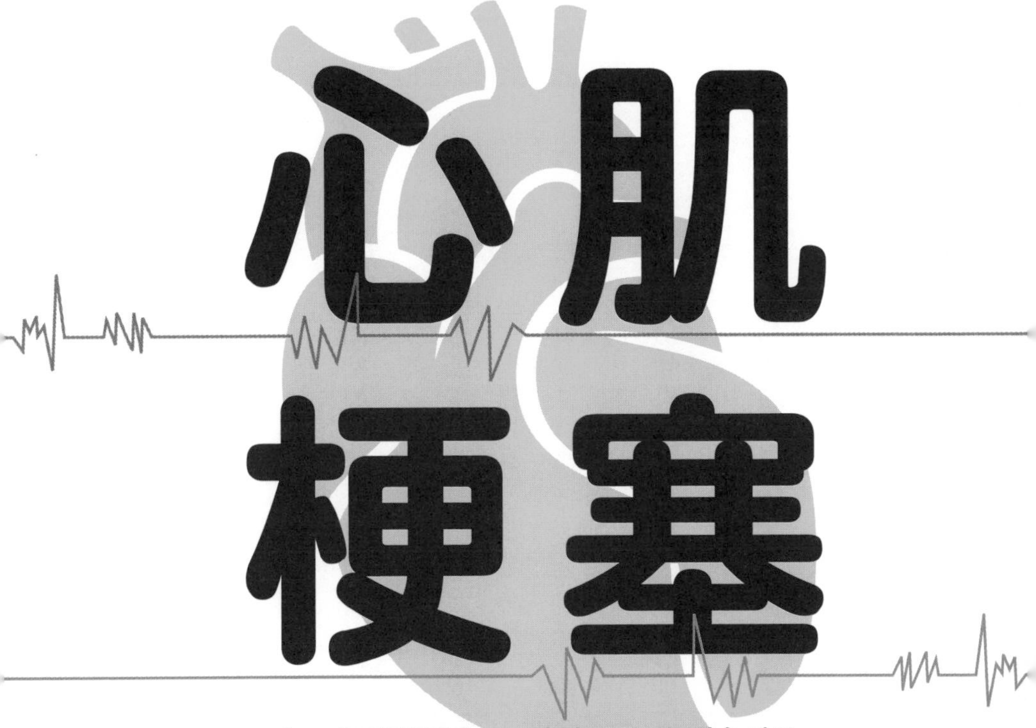

心肌梗塞

如何預防、辨別症狀與最新的治療方式

江碩儒——著

晨星出版

自序

現今新聞媒體上不時有名人因心肌梗塞而英年早逝的報導，因而造成社會大眾對心臟病的驚恐和關注。「我會得心肌梗塞嗎？」，門診中好多人這麼問過我。也有幾則病例是看起來相當健康的人或病情經治療後已穩定甚至好轉的患者，在很短的時間內因意想不到的心臟病而逝世，令家人無法接受，朋友震驚不已。

大多數人都有到醫院診所求診的經驗。在門診繁忙時，醫師們很難在短時間內將心臟疾病的複雜病因、病理及相關醫療知識說明清楚。而當就醫民眾心中對疾病的疑惑得不到滿意的解答與了解時，就無法安下心，甚至到處求醫，如此不僅延誤病情，也會造成醫療資源的浪費，增加社會成本的負擔。

因此，我一直在想，如果能將心肌梗塞以通俗易懂的文字、簡潔明瞭的圖片加以呈現說明，讓讀者能輕易地了解心肌梗塞這複雜的疾病；我們不需教科書，也不需衛教手冊，而是籌劃一本藉由淺顯易懂的文字及圖片，讓讀者快速地理解心肌梗塞的書籍。一本閱讀之後，可以很快並容易地與醫護人員做更好的溝通，配合醫師的治療處置，進而建立良好的醫病關係及信任，獲得最完美的治療照護，有效率地恢復身體健康。

雖然心臟病的病因繁雜，可以使用的藥物也視病情而異，但隨著不斷推陳出新的醫療技術，日新月異的治療方式，現在心血管問題除了透過一般藥物控制，還可「通血管」，包括氣球擴張術、支架置放等都是現今能純熟操作的技術，有效治療缺血性心臟病。此外「保持警覺，早期發現，早期治療」是疾病治療的普遍準則，在心臟方面同樣也是，只要能早期診斷，以現今的科技和技術，原則上都可以讓急性心肌梗塞的機會降到最低。

心臟疾病近十年來位居國人十大死因中第二位，僅次於惡性腫瘤，也是醫療專業人員主要致力研究發展的疾病治療項目。其中的心肌梗塞，乃為心臟的核心疾病。隨著生活型態及飲食習慣的改變，多吃、少動，加上抽菸及生活壓力等因素，以致於心臟疾病患者有日益增加，甚至年輕化的趨勢。

臺灣已邁入高齡化社會，心血管疾病之預防與治療是迫切需要提倡的，身為第一線照護人員，尤其是心臟科醫師，應該積極傳播正確疾病之預防資訊，喚起大家健康自主意識，培養健康的飲食及生活習慣，並積極提醒社會大眾如何護「心」、如何愛「心」，以期早期發現，早期治療，共同打造一個安「心」的社會。

台北市立聯合醫院心臟內科主治醫師

江碩儒

前言

生老病死是每個人必須經過的人生歷程，這數十年科學發展一日千里、日新月異，醫學的發展也不惶多讓。當大多數的感染疾病可以被治癒、癌症也可以被控制甚至康復，我們的壽命就會不斷地延長、再延長。以前是人生七十古來稀，後來是人生七十才開始，現在是人生八十不算老，而九十的長者愈來愈多。銀髮族的社會，則代表愈來愈多的年長者可以繼續為社會家庭服務，並提供豐富的人生經驗和閱歷。醫學上來說，年長者面對著的就是器官系統的老化。其中最重要的是——循環系統的健康，輕則影響生活功能，重則成為奪命殺手。

在另一方面，隨著飲食生活習慣西化，生活壓力經濟負擔增大，作息飲食不正常，血管的病變不再僅限於長者，循環血管的硬化和阻塞這幾年不斷的年輕化。很多年輕人還是家庭中的經濟支柱，卻因為血管的急性病變而驟逝，不僅造成家庭的遺憾，更是社會的一大損失。

其中令人害怕的，就是心肌梗塞，此病來得快，來得急，來得讓人措手不及，無法預期，每一次發生都帶給周遭人極大的震撼。因此，心肌梗塞的課題，值得我們來好好的研究和探討。

心肌梗塞的危險性

由於心肌梗塞的致病原因是冠狀動脈內的血栓阻斷了血管內的血流，會引起心肌細胞組織缺氧而壞死，如果沒有立即適當治療會進而影響心臟的功能，嚴重者會引發心律不整、心臟休克、心臟衰竭、肺水腫而呼吸衰竭，甚至心臟瓣膜斷裂，心肌破裂而死亡。因此心肌梗塞是急性，必須立即住院，立即治療。

根據臺灣這幾年的統計數據，估計每年約有二萬人至三萬人罹患心肌梗塞，其中約有二千至三千人因此死亡，而其中約有將近一半死於發病一小時以內。如果沒有死亡而存活下來，但因為心肌受損太嚴重，也可能造成心臟衰竭而影響之後的症狀和身體不適。

什麼是心肌梗塞？

心肌梗塞就是供應心肌的血管阻塞，導致心肌的血流減少而缺氧，心臟細胞受傷。在心肌梗塞的前期來說，血管從動脈血管硬化階段到血管輕度狹窄、中度狹窄、嚴重狹窄，最後到心肌受損的心肌梗塞，甚至是心血管全部阻塞的嚴重急性心肌梗塞（ST波上升型的心肌梗塞），其實從整體心臟病來說，這僅是阻塞程度的差別，但嚴重程度從輕度的胸口不適症狀到嚴重心臟休克都有可能，死亡率也同時隨著程度而增加。

急性心肌梗塞是因為冠狀動脈上膽固醇或血脂堆積而成的粥狀硬化斑塊突然破裂，引起局部血栓形成而塞住血管。如果所形成的血栓量大到足以阻斷心臟冠狀動脈的血流，就會引起心肌細胞的缺氧甚至壞死，我們稱之為心肌梗塞，若立即危及到生命，我們就稱之為急性心肌梗塞。倘若形成阻塞血管的血栓只有部分塞住血管，只有血流減少但還未完全中斷，心肌細胞只有缺氧但並壞死，病人會感覺胸悶，即引起心絞痛，或稱狹心症。

病患因為不適抵達醫院或急診室後，一開始無法判定是哪一種的血管病變，醫師會安排心電圖、心臟酵素指數檢查。「症狀」、「心電圖」、「心臟酵素」三者之中有二者為異常時就足夠診斷為急性心肌梗塞。

急性心肌梗塞絕大多數會有胸口不適或胸悶、胸痛。心電圖的異常包括ST波的上升或下降，但以統計上來說，因胸痛而至醫院求診的病患，僅有不到15％的病患會出現典型的心電圖變化，其他的80～90％的病患必須藉由連續的抽血監測心臟酵素指數來證實或排除心肌梗塞。有部分的病患其心臟酵素指數是在病發後的二至五小時才開始上升。因此，疑似心肌梗塞的病患因胸口不適到醫院求診時，我們不會單靠一次正常的心電圖及心臟酵素指數來診斷病人有沒有心肌梗塞，我們會固定一段時間後再追蹤心電圖及心臟酵素指數，甚至要住院觀察以確定有無心肌梗塞。

心肌梗塞的症狀

心肌梗塞的症狀和狹心症很類似，只是程度上較嚴重。多數人會感到前胸悶痛、喘、壓迫感，此症狀常常往下傳到左手臂內側、手肘，往上則會傳到脖子、下巴或甚至背部、肩部、冒冷汗、噁心嘔吐，多數在左側引起不適，很少會到右側。以統計上來說，心肌梗塞較常發生在清晨，心肌梗塞患者常常同時表現出焦慮、臉色蒼白、血壓降低、心跳過慢，嚴重者會失去意識、暈厥。為判斷真正的病因，建議患者若有心臟胸口不適症狀，請立即就醫診治。

容易導致心肌梗塞的疾病

1. **糖尿病**：糖尿病是動脈硬化、狹窄的重要因素之一，血糖過高會影響到患者全身的血管，尤其是心臟冠狀動脈。
2. **高血脂**：血脂代謝異常，包括膽固醇、三酸甘油脂等。膽固醇、三酸甘油脂過高會堆積在血管壁，進而使血管內皮細胞調節失調，造成動脈硬化、管腔狹窄，如果再一個血栓形成就很容易塞住心臟的冠狀動脈。
3. **肥胖**：肥胖和糖尿病、高血脂、高血壓都息息相關，肥胖本身也會增加心臟的負擔和血管的壓力。
4. **高血壓**：沒有控制好的高血壓會引起動脈硬化、鈣化，高張的血壓也會使得血管內皮的調控功能變差，容易引起動脈硬化及血管局部發炎，最後形成血栓而塞住血管。

5.抽　菸：菸中的尼古丁及焦油會使心血管的內皮細胞功能變差。因此抽菸的人比不抽菸的人更容易使得動脈硬化、鈣化和血管狹窄。

6.遺　傳：近年來研究顯示，心血管疾病在某種程度上會有遺傳性，父母或兄弟姊妹都會有相同或類似的異常基因，容易引起動脈硬化和狹窄。因此，有心血管心臟病家族史者，本身得到心臟病的機率也會提高。

7.痛　風：痛風和心血管病變的關係於這幾年逐漸被了解，普林存在很多食物中，在人體內代謝會產生尿酸。然而，普林在代謝過程中會產生「不穩定的自由基」自由基在人體內會攻擊血管內皮細胞而引發血管病變。另一方面，尿酸結晶在血管內會引起血管發炎反應，而血管發炎可能會引發血管內狹窄甚至阻塞。

8.洗腎病患：血管硬化是洗腎透析常見的併發症，不但造成血管硬度增加，更增加產生血栓的機會。腎臟功能不良之病患會導致鈣磷調節失調，鈣因而容易從骨骼中游離出來，鈣會沉積在軟組織或血管內壁，造成心臟血管的硬化或狹窄，甚至會增加心肌梗塞的機會。

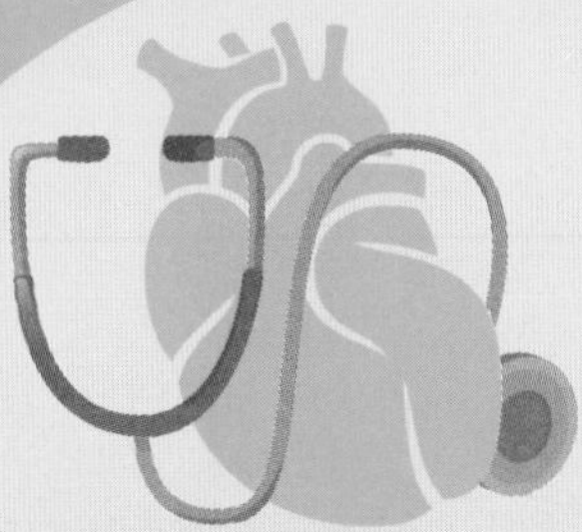

PART 1

心臟與血管的基本功能

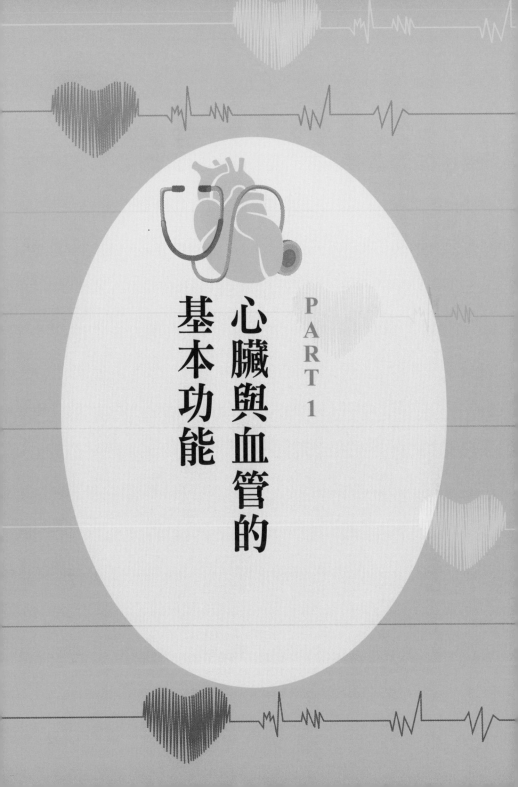

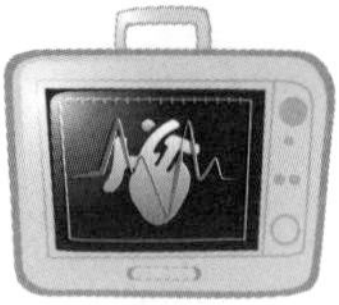

心臟的組成與構造

就像汽車的引擎一樣，心臟像一個幫浦，持續不斷地收縮和舒張，帶動全身的血液運行，供應著身體各器官所需的養分和氧氣，同時也帶動整個生命的節律。

心臟是一個獨特的器官，由約略拳頭大小的肌肉所構成，位於胸腔內，由前方的胸骨，背側的脊柱，以及肺臟保護著。心臟的功能像是一個由肌肉構成的幫浦，一般來說，一個成人的心臟重量約有三百五十公克。

心臟位於胸腔中心位置偏左，連接動脈的部位較寬，朝向右上方，而心尖處則較狹窄，朝向左下方；此外，心臟右側面向胸腔正面，左側則面向背部，心臟中軸是斜向左前方。

心臟壁由心肌構成，可以全年無休地運作跳動。心臟的內部為一中空組織，由心室中膈劃分為左、右心房及左、右心室四個空間。左心房與左心室以二尖瓣隔開，右心房與右心室以三尖瓣隔開，心房與心室之間彼此不相通。左心室出口有主動脈瓣為閥門，右心室出口有肺動脈瓣為閥門。簡單來說，心房是承接著血流進入，而心室則負責收縮。

人體的心血管系統以心臟為核心，心肌負責導出血液到身體所有組織，使全身血液進行循環，心臟收縮舒張配合瓣膜開關將血液運送到肺進行氧氣與二氧化碳的交換，心臟才能發揮幫浦的功能。

右心房有上、下主靜脈流入，左心房則有肺靜脈流入，而右心室有肺動脈流出，左心室有主動脈打出血液到全身，以供應全身器官所需要的氧氣和養分。

剖析心臟構造

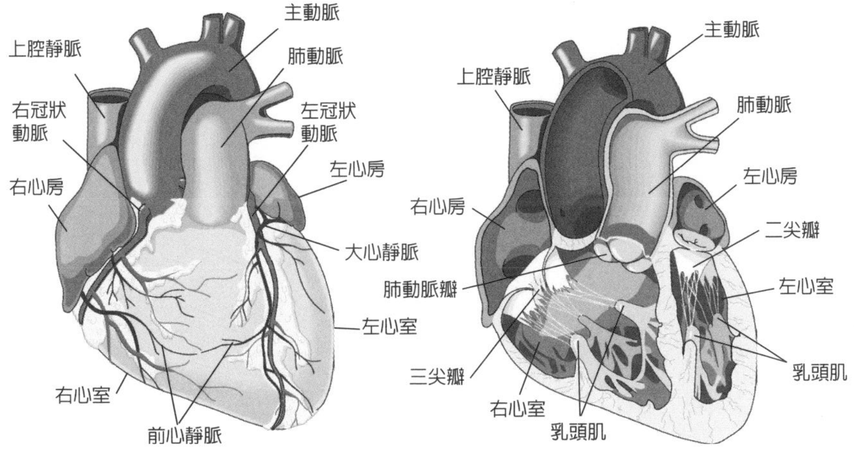

▲心臟可稱為宛如人體中的引擎，帶動著各器官運作。

心臟之所以可以發揮幫浦的功能，不斷持續運送血液，主要是依靠心肌強勁的收縮力。位於右心房上大靜脈附近的特殊心肌組織竇房結，負責發出電氣信號，通過心臟特殊的電氣傳導系統，將信號傳出，刺激一般心肌維持規律的收縮與擴張。

一般人心臟的跳動拍數，一分鐘大約七十至九十次，年紀愈輕跳動拍數就愈多，幼兒的心臟的跳動拍數一分鐘大約是一百至一百二十次左右。

藉由觀察胸口的鼓動或是按壓手腕處的脈搏，就可以察覺到心臟的運作，用大拇指輕按手腕時，可以感覺到規律的脈搏，而脈搏的律動與心臟的收縮是一致的。而脈搏的頻率受年齡和性別的影響。

心臟按照電氣傳導系統的刺激而反覆、規律地收縮，當左心室進行收縮，會將充滿氧氣與營養的血液從主動脈送至全身各臟器組織，而心臟收縮之後，心肌便會鬆弛擴張，也就是舒張，讓心房的血液進入心室，以便進行下一次的心室收縮。

心臟每一次的收縮與舒張平均一分鐘六十至八十次，心跳的快或慢和身體器官對血液的需求量有關，也和自主神經（交感、副交感神經）運作有關。

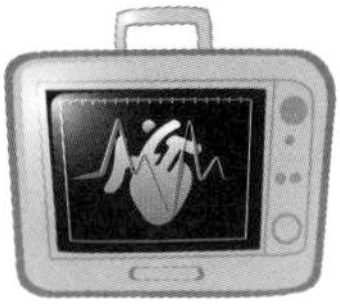

心臟的運作與功能

心臟最重要的功能就是將新鮮的血液與豐富的氧氣，藉由收縮與舒張，快速地運送至身體各器官組織。

心臟每一次跳動時，會快速地將新鮮的血液自左心室打出，透過主動脈運送至全身的大小動脈，然後進入微血管，並且將攜帶細胞排放的二氧化碳與廢物的髒血帶回右心房，血液自右心房流至右心室，再從右心室送到肺部交換新鮮的氧氣。

這個過程可分為體循環、肺循環以及冠狀動脈循環。以下簡單論述：

體循環

在肺部接收到氧氣的血液，從左心房流入左心室，經由大動脈被輸送到全身各處。大動脈又分為動脈、小動脈、血小管，愈來愈細微的血管將氧氣與養分運送到身體的各個角落。接著，再將燃燒養分之後所產生的二氧化碳與代謝物質帶走，這時血液就會轉變成靜脈血，通過小靜脈、大靜脈，回到右心房，這個部分的循環過程稱為體循環。

肺循環

進入右心房的靜脈血先進入右心室後，再被送往肺部，將二氧化碳換成氧氣。這個血液從右心室通往肺部，再回到左心房的過程，就稱為肺循環。其循環方式如下：右心室↓肺動脈↓小動脈↓肺部微血管↓小靜脈↓肺靜脈↓左心房，而肺循環的特點是路程較短，只通過肺部，主要功能即為完成氣體交換。

冠狀動脈循環

透過冠狀動脈，從主動脈根部吸進血液時，並且將血液送往心肌細胞，主要的功能是提供心臟本身氧氣與養分的來源。

我們的身體內有許多重要器官，都具有血管來運送豐富的血液以便供給營養，為了使氧氣與養分得以順利運送到全身，由心臟開始進行的血液循環就顯得格外重要，心臟必須不斷收縮，以供應全身所需。心臟要負擔起如此重要且費力的工作，本身也需要含有非常豐富的氧氣與養分的血液供應，雖然心臟裡面已經充滿血液，但是心臟肌肉細胞並無法直接由這些血液中取得氧氣與營養，而是必須依靠主動脈分支的特殊血管，也就是冠狀動脈來供給營養。因此，從心臟流出來的血液有一部分會從心肌上的冠狀動脈再送回來供應給心臟肌肉細胞，使心肌獲得氧氣與養分。冠狀動脈分布的情形就像是樹枝一樣，由主幹分出分枝，然後較小的分支由外部穿入心肌內部，提供心肌細胞所需要的血液，較小的動脈則繼續分支成微血管網，氧氣、養分與廢棄物的交換過程就是在微血管網內完成的。

簡單來說，血液循環包含心臟和血管，心臟乃為推動整體循環的原動力，而血管更是循環的必經路徑，其中微血管為血液與組織液間交換物質的場所。此外，血液循環最重要的兩大功能即為：運送體內各種物質於體細胞間；幫助全身細胞發揮本身機能。

體循環與肺循環路徑

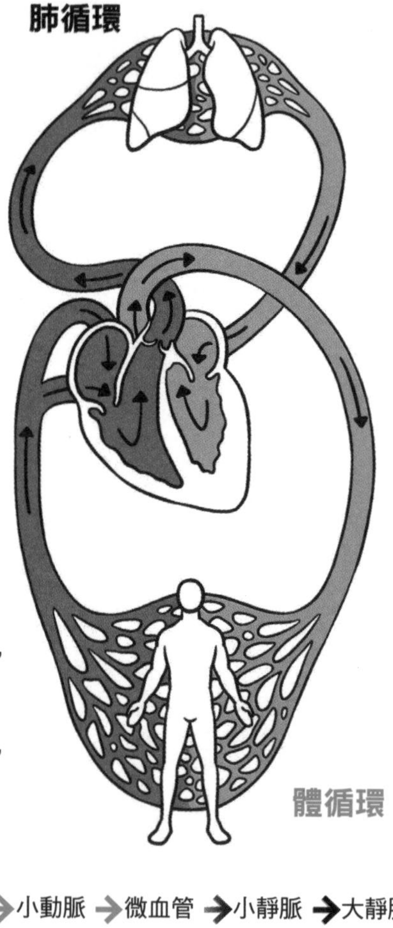

■ 充氧血：血液內含氧量高，二氧化碳含量低

■ 缺氧血：血液內含氧量低，二氧化碳含量高

體循環　左心室 → 主動脈 → 小動脈 → 微血管 → 小靜脈 → 大靜脈 → 右心房

（充氧血）　　（缺氧血）

肺循環　右心房 → 右心室 → 肺動脈 → 肺部微血管 → 肺靜脈 → 左心房 → 左心室

▲人體的血液循環以上述兩者為重，缺一不可。

冠狀血管的分布位置和走向

冠狀血管是心臟本身的血液供應系統，跟所有器官一樣，分動脈系統和靜脈系統。

冠狀動脈

此動脈從主動脈基部分支出來的，絕大多數的人而言，左側有二條冠狀動脈，右側有一條冠狀動脈，供應左側心臟的血管，由主動脈分支出左主冠狀動脈，左主冠狀動脈再分支為左前降支血管及左側邊迴旋支血管，左前降支血管沿著心臟前壁向下而再分支供應心臟前壁、心尖及左右心室中膈，而左側邊迴旋支血管從左主冠狀動脈分支沿著心臟左側向下延伸一直走到心臟下面。

供應右側心臟的血管由主動脈分支出後，往心臟右側延伸至心臟下壁和後壁，供應這兩側的心臟肌肉組織養分和血流，其分布圖如附圖所示。基本上，血管分布是以左二右一來呈現，大多數人三條血管類似，其大小有時因人而異，有些人會有某條血管較粗，某條血管較細的情形，但此三條冠狀動脈走向在每個人的心臟都類似。

冠狀靜脈

此靜脈是心臟的微血管由細而粗而匯集成心大靜脈、心中靜脈和心下靜脈，最後匯入冠狀竇和心前靜脈，之後血流流入右心房。

在心肌的微血管中交換氧氣的是由冠狀靜脈帶回心臟，其分支血管的血液會到達小冠狀靜脈裡。而冠狀靜脈通常在心臟外部流動，且常緊靠著冠狀動脈大分支的旁邊。

心臟內的血液主要由兩條冠狀動脈所提供，但並不代表每一條冠狀動脈剛好完全負責一半的血液給心臟，實際上是由該兩大動脈互相協調而來。

冠狀血管的分布

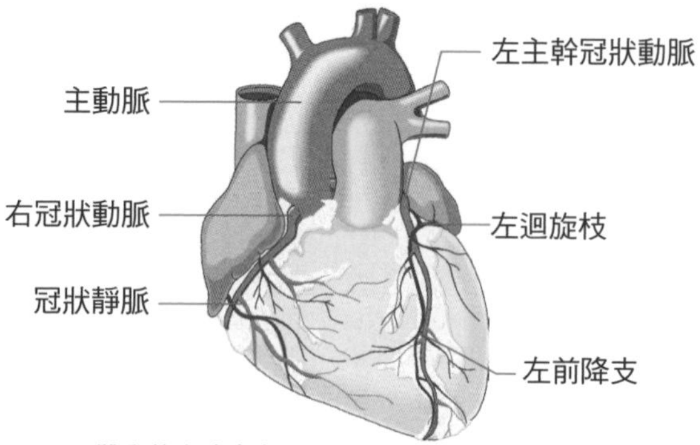

▲體內的血液由右左兩大冠狀動脈協調負責。

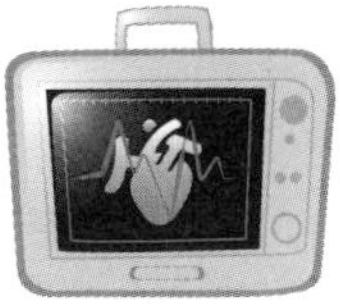

冠狀血管的結構和剖面構造

冠狀血管簡單來說即為心臟本身的血液供應系統，其可分為冠狀動脈與冠狀靜脈，而血管也如同樹枝狀般纏繞著心臟。

血管是人體運輸血液的管道，依運輸順序可分為動脈、靜脈與微血管。簡單論述其功能性，動脈從心臟將血液帶至身體組織，靜脈將血液自組織帶回心臟，而微血管則負責連接動脈與靜脈。

動脈

冠狀動脈結構跟所有血管一樣，分為三層，有最內側的內皮層（內膜）、中間的肌肉層（中膜）和最外側的結締組織層（外膜）。

靜脈

冠狀靜脈的血管壁也是分為此三層。然而，不同的是冠狀動脈的血管壁比靜脈厚、富有彈性，可承受較大的壓力，而冠狀靜脈的管徑比動脈大，可容納較多的血液。

動脈與靜脈的構造

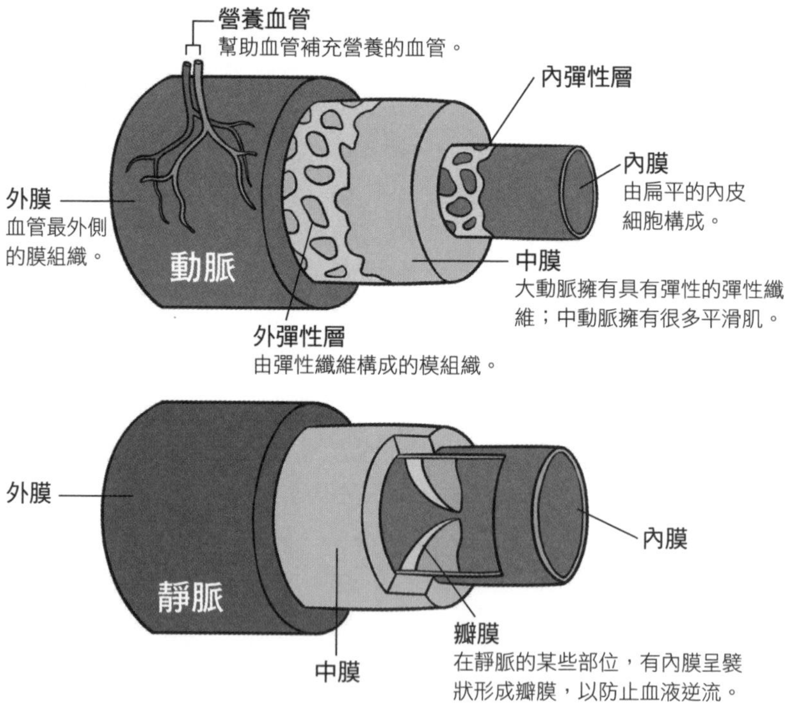
營養血管
幫助血管補充營養的血管。
內彈性層
內膜
由扁平的內皮
細胞構成。
外膜
血管最外側
的膜組織。
動脈
中膜
大動脈擁有具有彈性的彈性纖
維；中動脈擁有很多平滑肌。
外彈性層
由彈性纖維構成的模組織。
外膜
內膜
靜脈
瓣膜
在靜脈的某些部位，有內膜呈褶
狀形成瓣膜，以防止血液逆流。
中膜

▲動脈較有彈性；靜脈則容量較大。

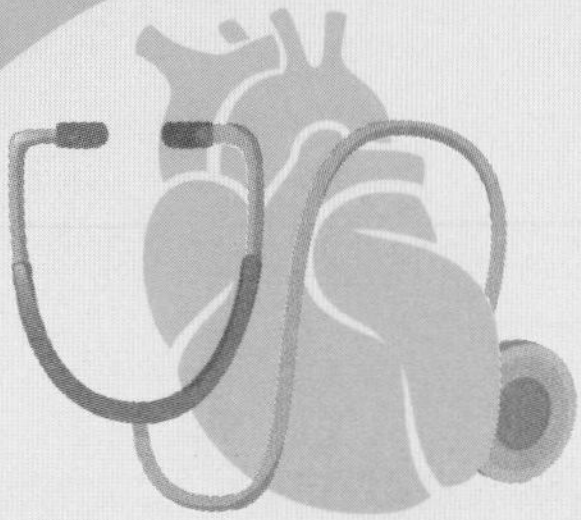

PART 2

心臟危機的發生

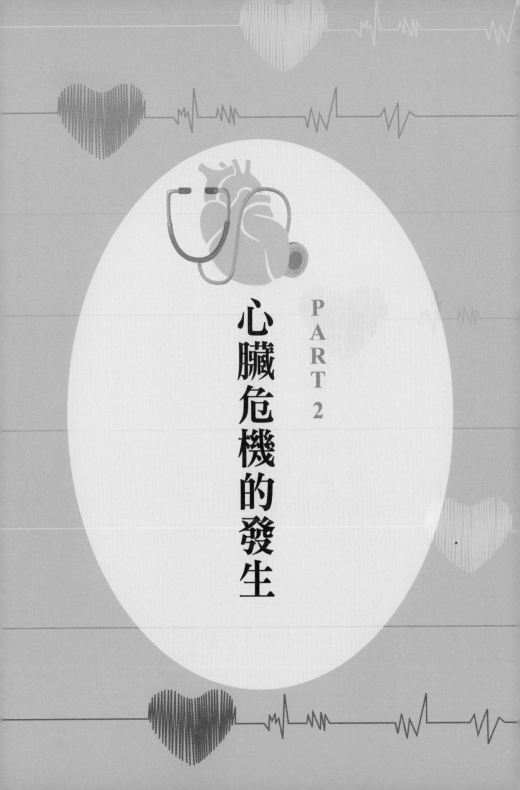

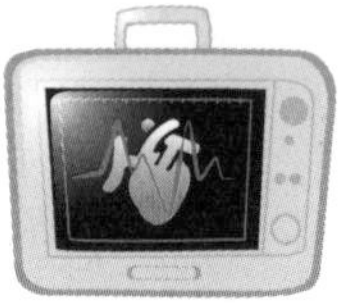

動脈產生病變的原因？

常見的動脈病變有動脈硬化、粥狀硬化，動脈硬化和粥狀硬化可說有類似的含義，動脈管壁增硬、變厚、失去彈性，也因為增厚的緣故，管腔相對變得狹小。

人出生時，每個人的血管都是健康且富有彈性的，但隨著每個人的年齡增長，管壁會增厚、變硬，這就是血管老化。其原因如下：

(1)**高血壓**：血流壓力增高對於血管內壁長期影響，造成血管內壁損傷，因而血液中的脂質成分容易在血管壁內沉積，脂肪斑塊形成而使得動脈硬化增厚，接著血管內徑狹窄。因此，高血壓如果沒有好好控制，心腦的血管阻塞會提高二至四倍。

(2)**糖尿病**：糖尿病病人的血糖和脂肪代謝發生問題，血脂和血中蛋白質變性而在循環過程中沉積在血管壁而形成脂肪斑塊。

(3)**高膽固醇和高血脂症**：血中膽固醇形成三酸甘油脂過高，容易沉積在血管壁形成脂肪斑塊，進而硬化而狹窄。

(4)**抽菸：**香菸中含有尼古丁和一氧化碳，其會損傷血管內皮細胞，而受損的血管內壁容易使膽固醇堆積，形成動脈硬化而血管內徑狹窄。

(5)**肥胖：**體重過重的人除了心血管負擔增加以外，血脂增高的比例也較高。同時，肥胖的人容易有高血壓、糖尿病、高膽固醇等問題，因此動脈硬化和血管狹窄的比例也較高。

(6)**缺乏運動：**運動可以增加血管彈性、降低血壓、促進血液循環，也可以提高高密度膽固醇（好的膽固醇），降低低密度膽固醇（壞的膽固醇），幫助把多餘的膽固醇及中性脂肪從代謝中排出體外，避免沉積在血管壁內造成阻塞。因此，如果缺乏運動會提高血管阻塞的風險。

(7)**家族史：**心血管病變、高血壓、高血脂症、肥胖，皆與遺傳有關，因此有家族史的人更需要特別小心心血管病變。

(8)**脾氣暴躁和壓力過大：**人長期處在壓力之下，腎上腺分泌的腎上腺素會增加，血壓容易上升，心律不整機率上升，血管內壁受到傷害的機率也隨之增加。

(9)膽固醇和三酸甘油脂：膽固醇在體內是構成細胞及神經組織的重要成分，也和某些賀爾蒙形成過程有關，因此膽固醇在體內有其基本的生理功能。但是，如果膽固醇的量長期超出正常範圍，就會導致動脈硬化與血管狹窄。膽固醇過高是心血管與腦血管病變的重要因子。

三酸甘油脂俗稱中性脂肪，也和動脈硬化息息相關，飲食中如果吃了過量的油膩食物，過多的中性脂肪就會沉積在血管內壁上而引起動脈硬化和血管狹窄。

精緻的飲食習慣導致現今許多文明病，動脈硬化是隨著人年齡增長而出現的血管疾病，其病情通常於青少年時期發生，至中老年加重，其中又以男性多於女性，近年來更是國人死亡的主因之一。動脈硬化已不只是老年人必經的老化現象，年輕人也會發生動脈硬化的情形，因此不論年齡多少，人人都應隨時注意身體的狀況。

動脈剖面放大圖

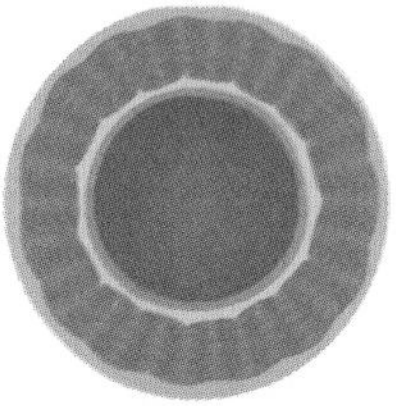

正常動脈剖面圖

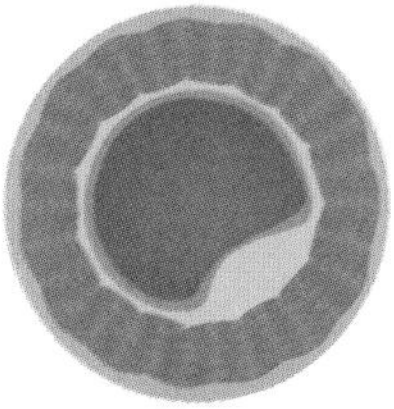

動脈內皮脂肪沉積
形成斑塊

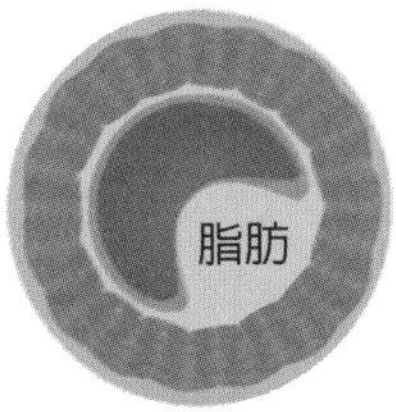

持續動脈粥狀硬化
內徑狹小、血流降低

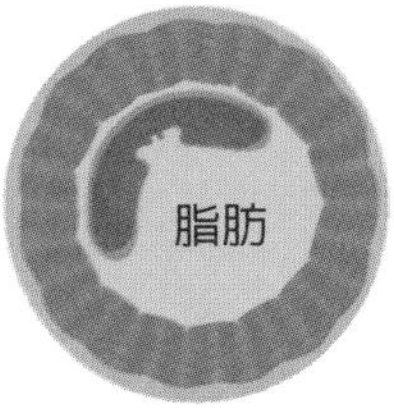

動脈內皮愈來愈脆弱
易引爆血栓危機

動脈異常高風險

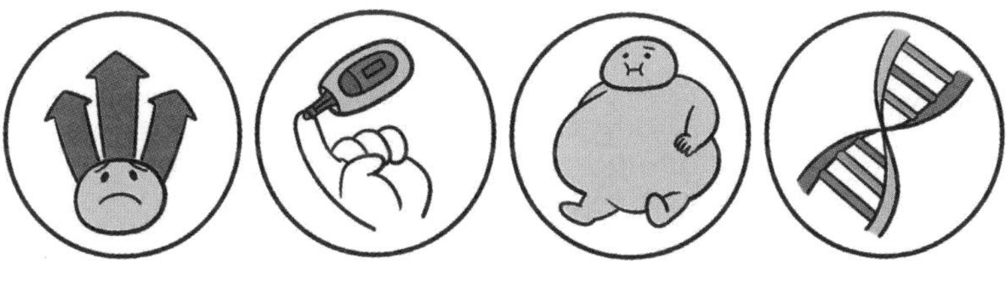

三高族　糖尿患者　肥胖、缺乏運動　家族病史

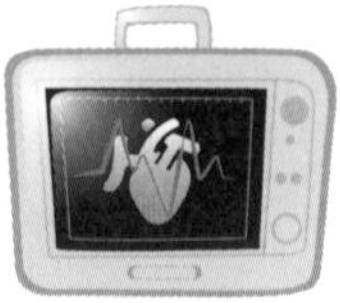

冠狀動脈的血栓如何形成？

冠狀動脈內的血栓形成和血管阻塞有以下幾個原因和機轉：

(1) **血管內皮脂質浸潤**：膽固醇和三酸甘油脂堆積在血管內皮而有脂質浸潤，引起血管壁的平滑肌細胞增生，而單核細胞吞噬脂質形成泡沫細胞，內皮浸潤引起的化學物質接著導致內皮細胞局部發炎，並使泡沫細胞和巨噬細胞聚集，這些因子都能進一步刺激纖維組織增生，造成血管狹窄和阻塞。

(2) **血小板的聚集和活化**：在前面所說的血管內皮脂質浸潤之後，基本上這個血管是處於不健康的狀況。血中的血小板容易聚集在狹窄的血管處並造成活化和形成血栓。當血栓形成就會使原本狹窄的管徑阻塞，血流無法通過而使心肌缺氧，就是所謂的心肌梗塞。

簡單來說，一旦血管狹窄嚴重，導致血流減慢就容易產生血栓，進而造成中風、心肌梗塞、腎功能下降等問題，其中最嚴重的莫過於心肌梗塞。

粥狀動脈硬化時程

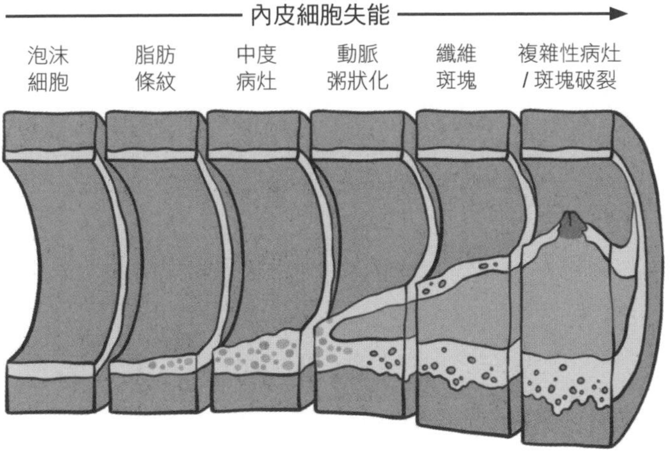
內皮細胞失能
泡沫
細胞
脂肪
條紋
中度
病灶
動脈
粥狀化
纖維
斑塊
複雜性病灶
/ 斑塊破裂

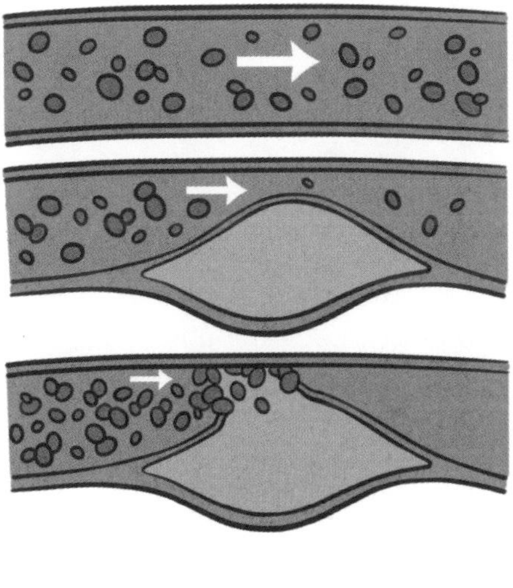
正常血管
粥狀斑塊造成血管狹窄
血小板聚集促進血栓形成

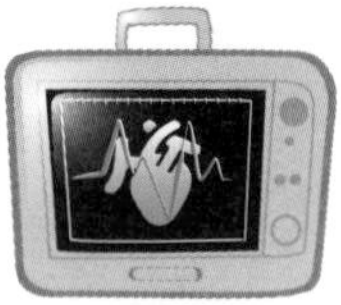

冠心病：心絞痛、心肌梗塞

冠心病、心絞痛、心肌梗塞三者都是心血管疾病，皆會對患者的身體造成嚴重的影響。

首先簡單論述冠心病，此為冠狀動脈粥狀硬化性心臟病的簡稱。心臟之所以能不停地跳動，皆仰賴大量的氧氣和各種營養物質，但這些來源並不是直接取自心臟內的血液，而是來自心臟上的左兩條右一條冠狀動脈血管所供應。如果因各種因素（如動脈粥狀硬化）使這三條血管變窄，血流不暢，心肌得不到足夠的血液，攝取不到足夠的營養，就會出現心肌缺血現象，這就是冠心病，也叫缺血性心臟病。冠心病根據臨床症狀的不同分為多種類型，其中以心絞痛和心肌梗塞最為常見。

心絞痛與冠心病

心絞痛是由急性暫時性心肌缺血、缺氧所引起的症候群。患者由於冠狀動脈的供血能力不佳，導致心肌內累積過多的代謝產物（如乳酸等）且無法排出，這些產物進而刺激心臟且傳入交感神經，刺激大腦而產生痛覺，故心絞痛是心肌缺血所致，更是冠心病的重要症狀。

心肌梗塞與冠心病

心肌梗塞是冠心病的嚴重病症，通常會有心絞痛頻繁的症狀。當冠狀動脈較大的分支形成血栓完全阻塞時，這條血管供應的心肌會因為得不到血液營養而壞死，故此現象稱為心肌梗塞，這是冠心病中最嚴重的病症。

當出現心絞痛症狀時，應及時積極治療，否則隨著病情的發展，可能會發展為心肌梗塞，造成嚴重後果，甚至危及生命。

心絞痛常見疼痛位置

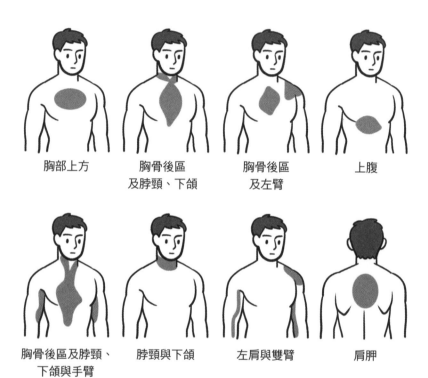

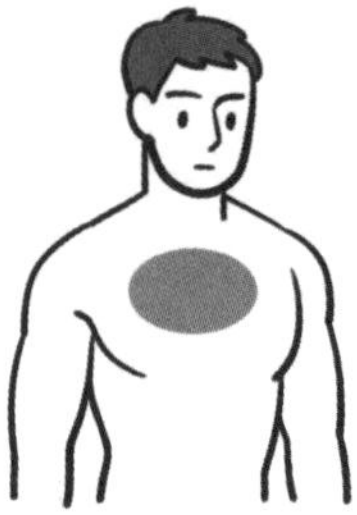

胸部上方

胸骨後區
及脖頸、下頜

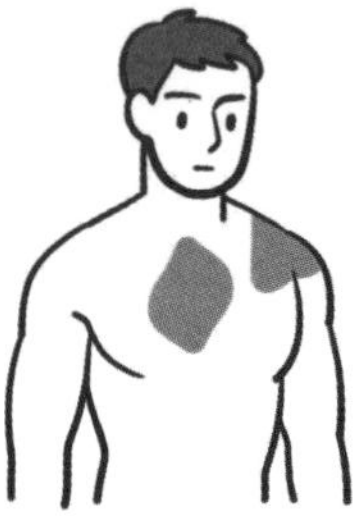

胸骨後區
及左臂

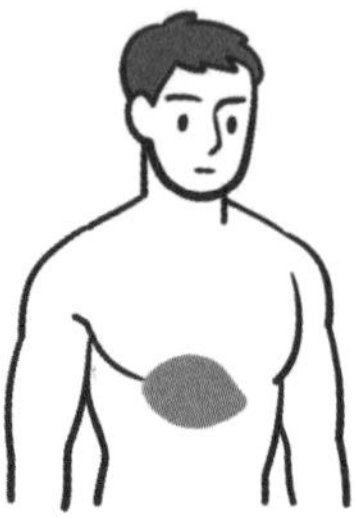

上腹

胸骨後區及脖頸、
下頜與手臂

脖頸與下頜

左肩與雙臂

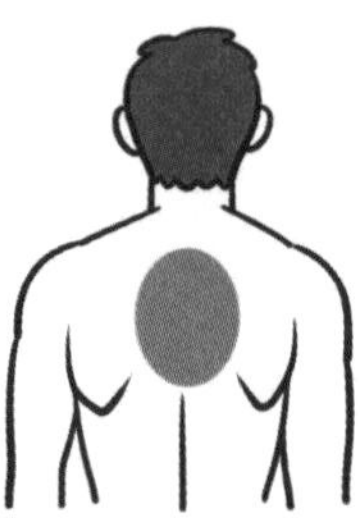

肩胛

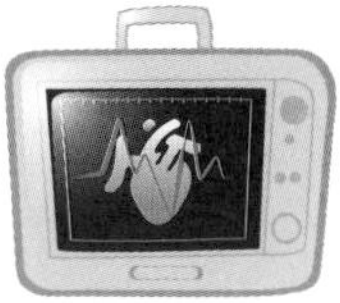

心肌梗塞如何形成

當前述的動脈硬化和粥狀硬化已經形成之下，在某些因素，例如：天氣變化、情緒波動、壓力過大、抽菸等誘發因子催化，使得冠狀動脈血管一張一縮，引發血小板的活化、聚集，如前段所述形成血栓，進而塞住了血管。

冠狀動脈是供應血液和氧氣、養分給心肌細胞，當血管被塞住了，血流就無法供應血管所到達的組織和心肌，此時心肌和組織就會因為缺血而造成壞死，心肌梗塞於是形成。

有時血栓並沒有完全塞住血管但是血流已經減少，其所供應的心肌組織也會因血流不夠而產生不適造成胸悶、胸痛，就是所謂的狹心症，其和心肌梗塞僅是程度上的差別。如果沒有進一步積極治療就會危及生命。

心肌梗塞的誘因

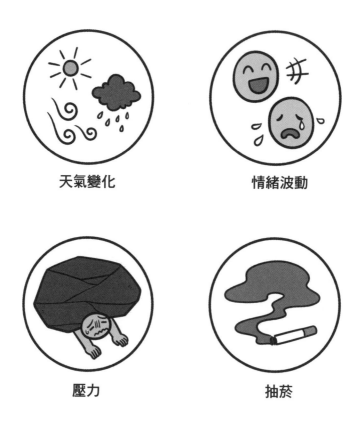

天氣變化

情緒波動

壓力

抽菸

▲以上因素都可能成為壓垮心臟的最後一根稻草。

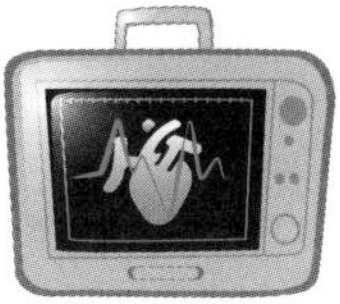

急性心肌梗塞的症狀

急性心肌梗塞初期症狀為胸悶、胸痛，此悶有如大石頭般壓在胸口，喘不過氣來。嚴重者甚至會冒冷汗、頭暈、眼前一片漆黑等情形。急性心肌梗塞之悶痛位置如圖。

(1)心肌梗塞的不適易與其他病症混淆

當此悶痛反射傳導至左臂，有些人會到手前臂甚至左手指痠麻，有些人的症狀可能在左肩甚至後背，有些症狀會傳至下巴導致下齒不適，胸悶常常會延伸至上腹心窩處。因此，部分病患會以為是胃痛而至胃腸科看診；部分病患會以為是骨頭病變而到骨科看肩痛；部分病患會以為是牙齒問題而求診牙科；甚至部分病患會以為背痛問題而去看神經外科。當然左胸痛並

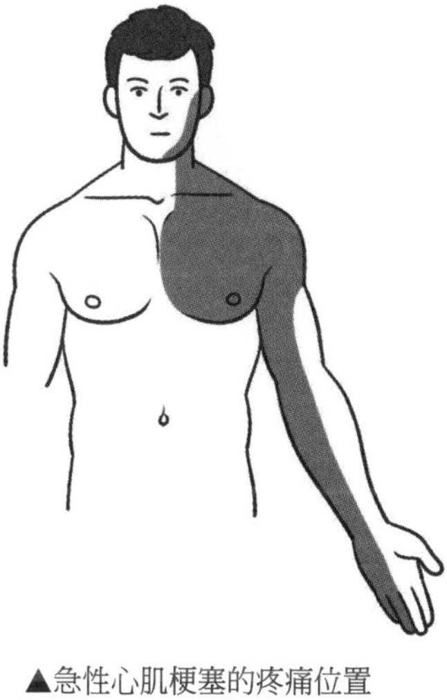

▲急性心肌梗塞的疼痛位置

非絕對，少數人會有右胸痛表現，但是佔極少數。當此心肌梗塞繼續進展，可能有嚴重心律不整甚至心跳嚴重緩慢，此時病患會有眩暈、失去意識的情形。

當心肌梗塞已經造成心肌功能損傷，心臟收縮功能就會變差，一旦肺的血液流不回心臟就會鬱積在肺組織變成肺積水，病患就會感到呼吸困難，甚至呼吸衰竭。

(2) 哪些生活形態族群的人較容易發生心肌梗塞呢？

①男性和更年期後的女性	②糖尿病
③膽固醇超過正常值	④吸菸
⑤缺乏運動習慣者	⑥高血壓
⑦脂肪含量高的食物攝取過多	⑧體重過重者
⑨有心血管疾病家族史	

這些血管病變者，不外乎如此章節所述，動脈硬化、血脂管壁堆積、血管發炎而導致冠狀動脈狹窄和阻塞。一般來說，好發心肌梗塞之時節為氣溫明顯變化之時，尤其在春秋時節；或是在酷寒的環境下，進出室內外，溫差過大容易會有血管方面

的急性變化。急性心肌梗塞乃是心臟的冠狀動脈急性阻塞，造成心臟肌肉的急性缺氧或因缺氧而造成心肌壞死。然而，還有很多人有胸悶胸痛，但程度較輕，其血管為慢性狹窄，此種血管阻塞是漸進性的，當血流無法供應足夠心肌組織活動所需的氧氣和營養時，不舒服的症狀就會出現，如胸悶、胸痛，稱為狹心症或慢性心肌缺氧，此與急性心肌梗塞的症狀有程度上的區別。不論急性或慢性，其致病機轉是類似的，都是因血管阻塞而造成心肌組織缺氧壞死。

人類剛出生時的血管是完美且清新具有彈性。然而隨著年紀的增加，飲食中所攝取的脂肪在代謝後形成各種種類的膽固醇及血脂肪，包括高、低密度脂蛋白膽固醇還有三酸甘油脂，這些血脂肪在血流循環中，會沉積在局部的血管管壁產生膽固醇脂斑塊，而造成局部發炎。若是有吸菸或是吸二手菸的朋友，菸中的尼古丁會增加血管管壁發炎的嚴重程度，當膽固醇脂斑塊在血管中沉積至一定的程度就會造成血管內徑的狹窄，我們稱為動脈粥狀硬化。有一天此粥狀硬化若是崩落，則局部的血管發炎加劇，血小板也加入發炎反應，於是血栓因此迅速形成並阻擋血流，就是讓人心驚膽顫的急性心肌梗塞。

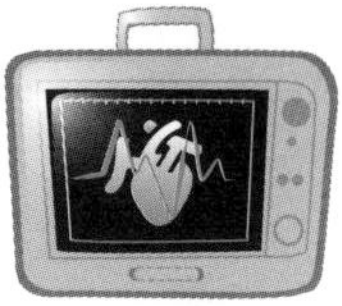

心肌梗塞的後遺症

心肌梗塞是一種高危險性的疾病，過去有很多患者在未送醫前即已死亡，所以死亡率極高。此為臨床上最為常見的心血管疾病，會造成患者突然性猝死，疾病早期患者會發現心慌氣短、胸悶、胸骨後疼痛、發熱等異常症狀，如果沒有及時治療，其後續導致的後遺症如下：

1. 心肌細胞缺氧缺血壞死
2. 心臟收縮不良而有心臟衰竭情形
3. 因心臟衰竭而有肺積水、呼吸喘的狀況
4. 心律嚴重不整而失去意識
5. 心跳過慢或血壓降低而有休克情況
6. 心臟停止而導致死亡

心肌梗塞的危險訊號

若時常發生胸悶、喘不過氣的症狀，且持續長達五分鐘，甚至合併冒汗、噁心等情形，就應就醫檢查。

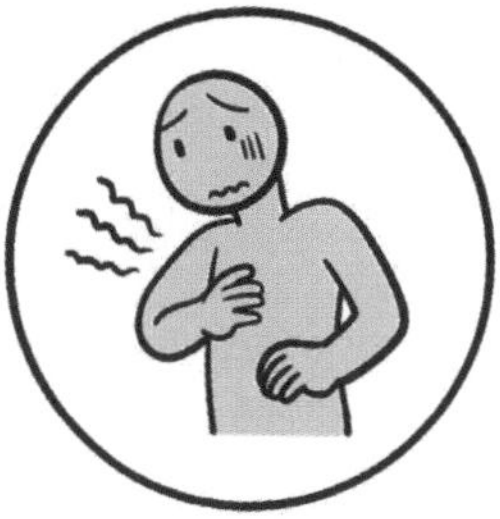

胸悶

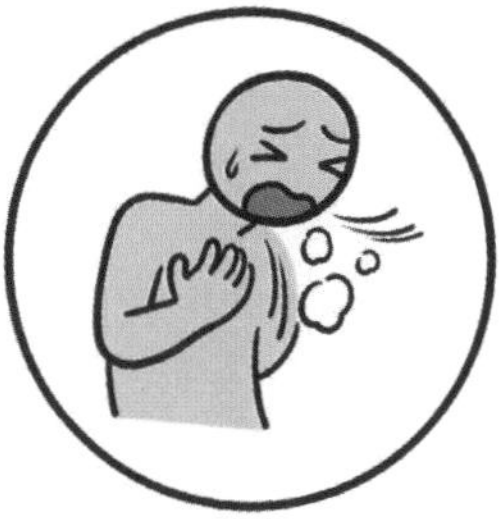

喘不過氣

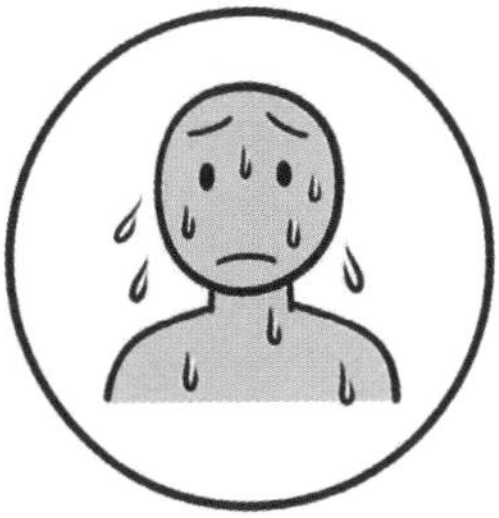

冒汗

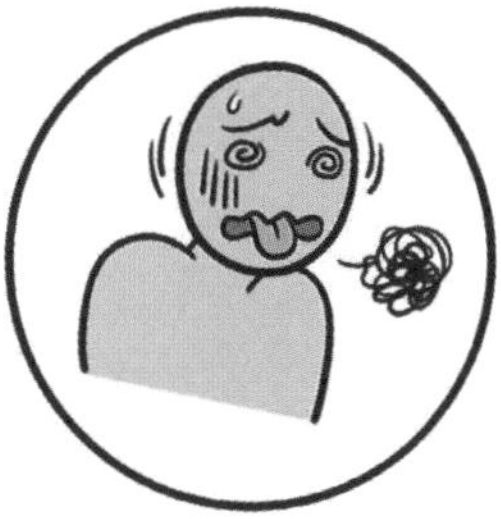

噁心

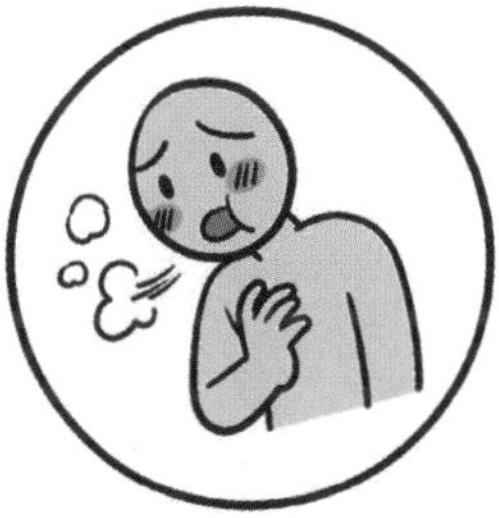

氣短易喘

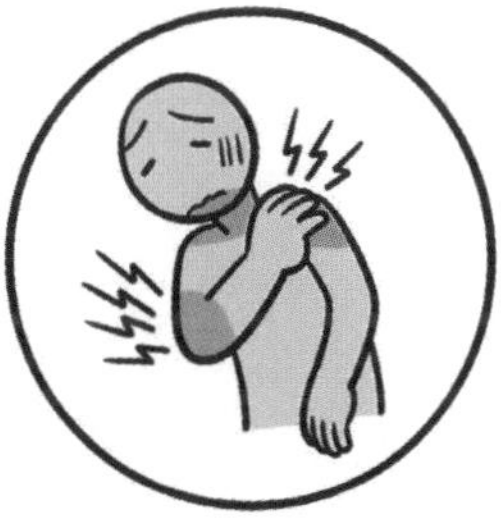

下頷、頸、肩手臂或背痛

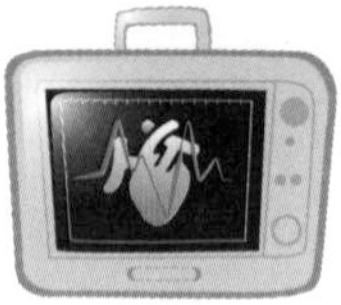

心肌梗塞的併發症

心肌梗塞的危害很大，不僅會造成患者的生命危險，還會形成多種併發症，心肌梗塞和併發症治療起來非常的困難，因此大家一定要注意心肌梗塞併發症的治療。心肌梗塞常見的併發症有哪些呢？以下簡易介紹三類併發症：

1.心因性休克

多發生於心肌梗塞後二十四小時內，會導致心功能不全。呼吸困難是主要的症狀，甚至導致呼吸衰竭、窒息。對生命是有很大的危險的，一定要注意這種情況的發生。

2.心律不整

在心肌梗塞後易發生心搏過慢，尤其是右冠狀動脈的阻塞或心房心室電流傳導出問題的傳導阻滯，病人可能因心跳過慢而失去意識，勿拖延，否則會有很嚴重的後果。

3.心臟破裂

這種情況一般發病於患者患病之後的二個星期之內，心臟因缺氧而破裂，也是一種併發症，通常在心肌梗塞的發病後期表現，併發症會很嚴重，所以一定要及時的治療，千萬不要錯過了最佳的治療時間。

在治療期間一定要按照醫生的指導去做，不要盲目的服用藥物，會造成很嚴重的後果，要及時發現，及時治療。

心肌梗塞的併發症

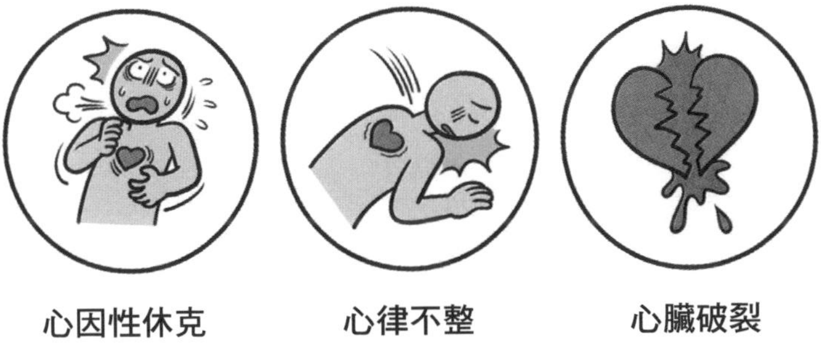

心因性休克　　心律不整　　心臟破裂

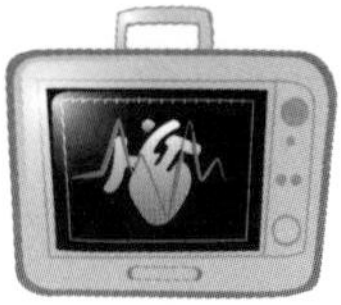

慢性缺血性心臟病

大家都知道一個簡單的概念，心臟相當於人身體裡的引擎。它以強大的動力把血液輸送到全身的各個部分。一旦心臟停止運作，人的生命就意味著結束。若心臟出了問題，我們都會將病症統稱為心臟病。如果按照成因、病症等又分為許多種，有先天、後天的。其中有一種病症最容易被忽略，即為慢性缺血性心臟病。

動脈粥狀硬化是大多數慢性缺血性心臟病的主要病因，另外也可由一些其他疾病所致的冠狀動脈病變造成。在非動脈粥狀硬化性疾病中，膠原性血管疾病是引起冠狀動脈疾病的最常見血管疾病。當冠狀動脈粥狀硬化和其他疾病通過阻塞冠狀動脈時，會減少冠脈血流供應，進而引起慢性缺血性心臟病。

總體而言，冠狀動脈狹窄不足以引起心肌缺血。但當患者活動量增加時，心肌需氧量增加，狹窄的血管不足以提供足夠的氧和血流，就可能出現心肌缺血。在某些情況下，由血栓或刺激引起的冠狀動脈痙攣，也會造成暫時性冠狀動脈管腔狹窄，並引起心肌缺血甚至心肌梗塞的情況發生。

當患者有冠心疾病，即使症狀不明顯，也應積極處理預防，避免日後問題加劇，造成心血管罹病率與死亡率上升。然而，在治療慢性缺血性心臟病過程中，由於慢性缺血性心臟病患者較無明顯症狀，因此有時感受不出顯著改善結果，但仍要按時追蹤，才能擁有健康的心臟。

慢性缺血性心臟病的主因——動脈粥狀硬化

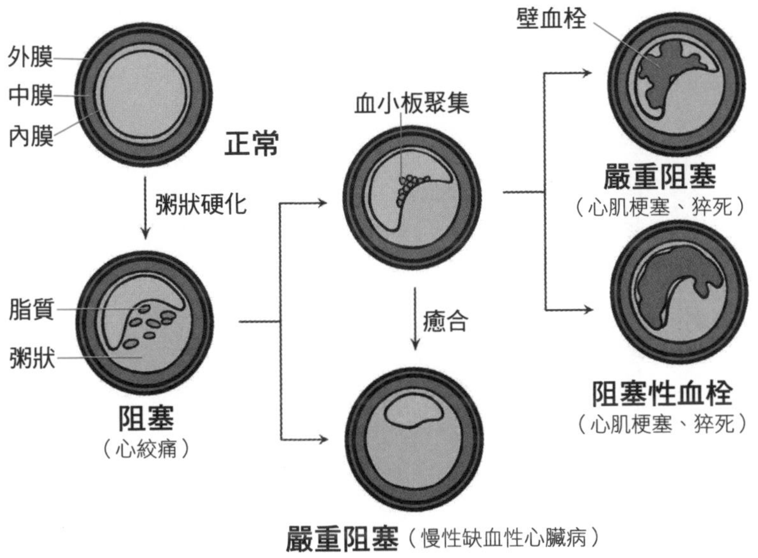

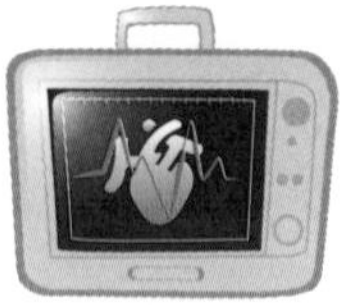

心臟病與抽菸

對於患有心律不整及心臟疾病的患者，抽菸是絕對禁止的。抽菸時，香菸散發出的尼古丁、焦油及一氧化碳對人體是有害的物質。尼古丁是一種毒性生物鹼，會刺激血管內壁，造成血液中的兒茶酚胺激素分泌增加，直接作用於血管運動中樞，促使腎上腺素及去甲腎上腺素分泌，末梢血管收縮，收縮壓及舒張壓上升，引起心率加快，周圍及冠狀血管痙攣，血壓增高，心肌耗氧量增加。

同時，焦油是一種黃色的黏性物質，含有癌物質如硫化氫、二氧化硫、一氧化碳等，會損傷血管內皮細胞，使血流減慢，血液的黏滯性若增大，血小板黏附性就會加大，胞漿素原活性也會跟著降低，影響冠狀動脈供血，引起心律不整。

此外，一氧化碳會與血液中運送氧氣的血紅素結合，降低血液搬運氧氣的能力，造成心臟負擔的同時，還會導致供給心肌的氧氣不足，誘發心室顫動等嚴重的心律不整。根據臨床統計，在三小時內吸菸十五至二十五支者，會引發心肌梗塞和嚴重的心律不整，如頻發性早搏、陣發性心室上頻脈、心室頻脈等。

臨床實驗證明，有吸菸習慣的人是否戒菸，會影響心臟病再次發作的機率。據統計，吸菸者罹患心臟病的機率，大約是非吸菸者的三倍。而戒菸效果卻在短時間內就可以達到顯著效果。即使是長年吸菸的人，只要戒菸一年以上，心臟疾病再次發作的機率就與非吸菸者相同。

除了依靠自己的意志力戒菸，也可以選擇醫療機構的戒菸門診。戒菸門診採取合併尼古丁替代療法與心理諮商的戒菸課程。尼古丁替代療法是藉由香菸以外的物品補給尼古丁，緩合禁斷症狀，使患者脫離依賴尼古丁的情況，例如尼古丁口香糖、尼古丁貼片等。

戒菸的益處

只要開始停止吸菸，體內的尼古丁、一氧化碳與菸焦油就開始排出，不再堆積。

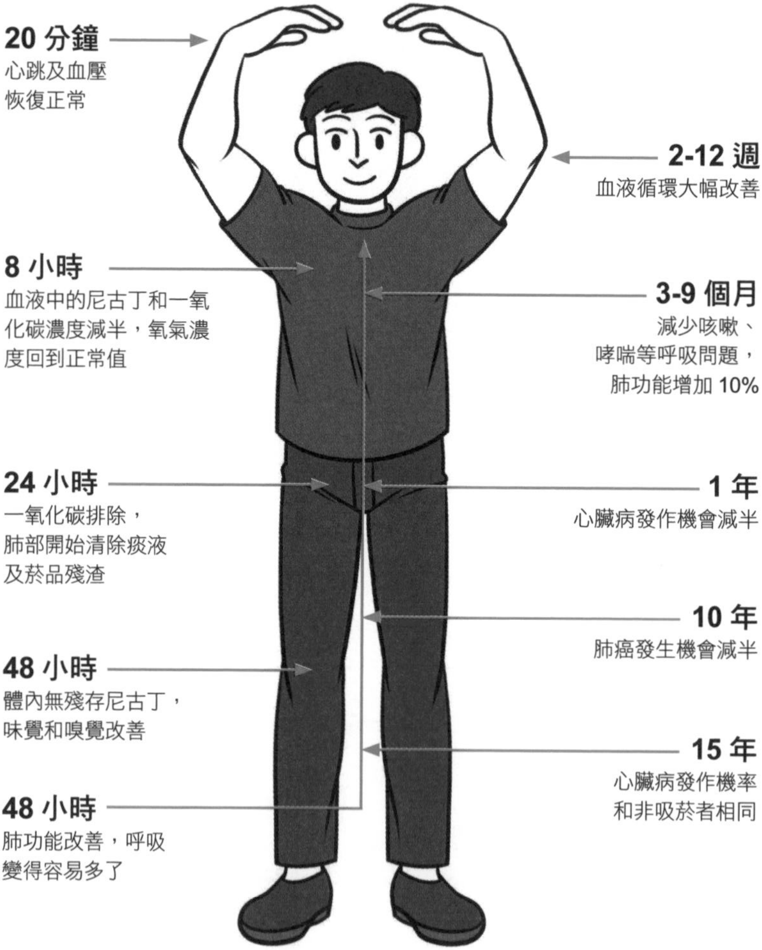

20 分鐘
心跳及血壓恢復正常
2-12 週
血液循環大幅改善
8 小時
血液中的尼古丁和一氧化碳濃度減半，氧氣濃度回到正常值
3-9 個月
減少咳嗽、哮喘等呼吸問題，肺功能增加 10%
24 小時
一氧化碳排除，肺部開始清除痰液及菸品殘渣
1 年
心臟病發作機會減半
10 年
肺癌發生機會減半
48 小時
體內無殘存尼古丁，味覺和嗅覺改善
15 年
心臟病發作機率和非吸菸者相同
48 小時
肺功能改善，呼吸變得容易多了

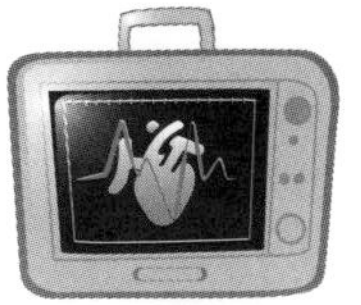

糖尿病與冠狀動脈疾病

糖尿病患者的冠狀動脈疾病發生率比非糖尿病患者高出許多，其危險因子如下：

1. 患者高血壓頻率較高。
2. 患者血脂肪異常的比率較高，其血脂肪異常包括三酸甘油脂升高、低密度脂蛋白膽固醇（壞的膽固醇）升高、高密度脂蛋白膽固醇（好的膽固醇）下降。
3. 患者血糖過高，進而促使動脈硬化，提高心肌梗塞風險。
4. 患者血液處於高凝集狀態。因血小板之黏稠度和凝集度增加、血液黏度增加、血漿纖維蛋白原增加等因素造成。
5. 患者血中血管收縮因子增加，同時血管擴張因子減少。

糖尿病病人因危險因子多且易合併神經病變，導致發生冠狀動脈疾病時，其臨床表現的感覺和非糖尿病病人有明顯的差異。罹患冠狀動脈疾病的糖尿病病人在狹心症發作時或發生心肌梗塞時，患者胸痛症狀會比一般人少，但發生多條血管病變的機會卻提高許多，因此易發生心衰竭、心因性休克等併發症。

總論來說，糖尿病患者的冠狀動脈疾病，因三高率較高，病人的預後會比一般病人來得差。老話一句，預防勝於治療，尤其有肥胖情況、四十歲以上成人、或曾有妊娠糖尿病者，以及糖尿病病史等高危險群，平時應注意空腹血糖與糖化血色素HbA1c值是否於正常範圍；另外，糖尿病患者一定要遵從醫囑用藥，請勿私自停藥、減量，或是聽信偏方延誤救醫，耐心且積極追蹤，才能有效對抗心血管併發症。

糖尿病的典型症狀

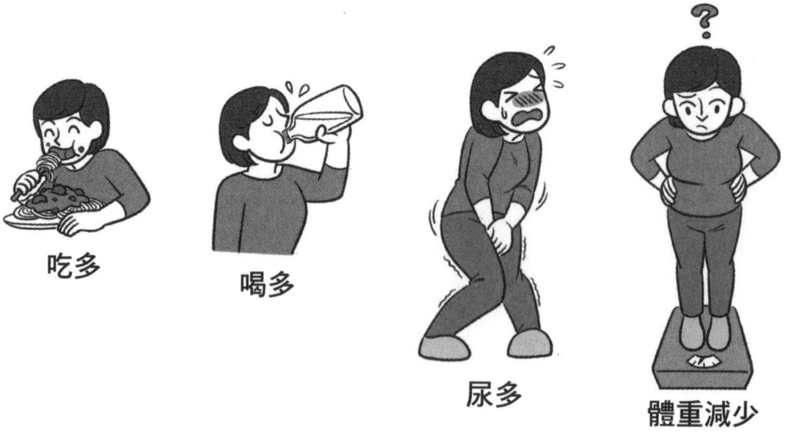

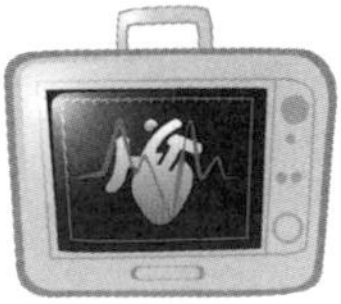

心血管疾病與酒精、咖啡因

適量的紅酒對身體機能是有幫助的，根據研究，可以有效預防動脈硬化。但是，如果飲酒過量則容易導致高血壓、肝硬化，尤其是狂歡熬夜飲酒，更容易造成中風，因為酒精有利尿作用，過量酒精會使水分排出體外，引發脫水現象，當人體出現脫水現象時，血液會變濃，血流也會不順暢，就可能導致血管阻塞，發生中風。除此之外，酒精的熱量高，容易導致體重增加。每日飲酒超過三杯，容易引發心臟肥大、心臟衰竭、高血壓、出血性中風、心律不整及猝死。特別需注意的是，酒精會干擾到正在服用藥物的吸收和代謝。

心律不整的患者，除了酒之外還須注意咖啡因的攝取。咖啡、茶中的咖啡因，都會使交感神經興奮，刺激血管收縮的作用，誘發心律不整。飲用過量的茶或咖啡，除了引起大腦及神經興奮之外，還會引起心室收縮，加快心率，誘發心律不整。因此，飲用茶或咖啡都應該適量且清淡，不宜過量，以免引發心律不整。

酒的為害

短期影響
- 增加血液輸出量、心跳率、血壓上升
- 汗量增加、體溫下降

長期影響 — 高血壓 / 心律不整 / 心肌受損 / 中風

咖啡因過量的影響

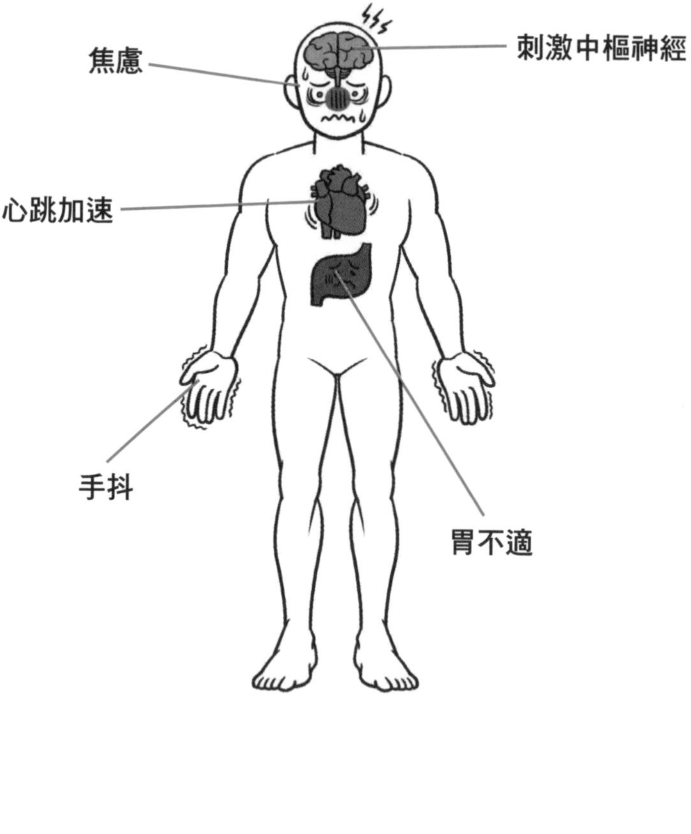

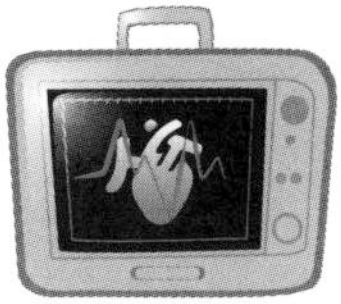

心臟疾病與壓力

人體的交感神經主要是將身體導向精神緊繃應付壓力的精神狀態，相反地，副交感神經則是促使人體想要休息的狀況，例如心跳減緩血壓降低。連續性的精神緊繃，會引起神經系統的疲乏，當交感神經和副交感神經失去平衡，便會發生身體不適。壓力會刺激交感神經，使血管收縮過度，增加心臟的工作量和負擔。如果本身具有動脈硬化症狀的患者在壓力狀態之下，就容易引發心臟疾病。

我們可以經由改變生活方式和改變行為來降低或緩解壓力，減輕壓力對身體健康造成的風險。

以下幾種方式，可以幫助我們改善壓力造成心理、生理方面的不適：

1. 維持良好的社交關係

平時與家人、朋友之間多一些互動，保持聯繫，當壓力來臨時，他們也可以扮演安慰與幫忙的角色。也可以參加一些功能性的社團，提供自我成長的課程，不但可以幫助我們學習新的觀念事物，也可以擴展人際關係。

2.去除不理性或負面的思考

根據心理學的說法，許多壓力來自於不理性的信念，例如我們時常將某些觀念認為是「絕對」、「應該」、「絕不」。舉例來說，我們可能常會對自己說「我應該不能犯錯」、「他應該要做得更好」或是「我應該不能發脾氣」等等，這一類對於自己或是他人的過度期待，會使得人際關係緊蹦，同時增加自身的壓力。遇到這種情況，我們可以採用「自我暗示法」來降低負面或是批判的情緒，例如「我應該不能犯錯」修正為「我下次會更小心」，減少絕對性的陳述，就可以降低製造負面情緒的機會。

練習正面思考及自我對話，並且在與人溝通上，多一些傾聽，不要因為急著想要表達自己的意見而打斷對方，也避免讓談話演變成爭論輸贏的競爭，平和地陳述自己的意見或感覺，但不要批評與你意見相佐的人。在日常生活中也應避免將危機與瑣事混在一起，不需要事事都大驚小怪。

3.養成有條不紊的習慣

習慣的養成可以幫助我們在生活上省去很多的麻煩，尤其事前的安排，能夠避免突發狀況需花時間處理的問題。一開始，可能需一段時間才能將自己的生活變得更有條理，同時也需學習適應新習慣，放棄舊習慣，不過，當養成了有條不紊的生活習慣後，就能使工作及生活的壓力減低，也空出更多時間來從事休閒活動。

4.充分休息

再怎麼忙碌，一天中都需要有喘息、休息的時間，不管是五分鐘或半小時，都能帶給身體及精神一些舒緩。此外，上班族也可利用短暫的時間做些辦公室運動，促進血液循環、消除疲勞，恢復肌肉活力，消除神經緊張。因此，不論從事何種工作，都應該抽出時間來休息。

5.享受休閒

除了工作、家庭之外，我們可以找到讓自己心靈滿足的嗜好或活動，例如園藝、收集、手工藝或是參加講座、社區志工、各種社團活動等，現在也有許多人養寵物陪伴，帶給生活不同的樂趣。

6.適當的運動

運動不但可以改善血壓、降低膽固醇、提高好的膽固醇（ＨＤＬ）、幫助減重、改善體能，還能降低焦慮、提升自信、緩解輕微憂鬱。其他可以達到放鬆效果的運動還有瑜珈、冥想、太極拳等都能有效幫助身體放鬆。

許多工作忙碌的上班族，例如管理階層、教師、醫護人員、實驗室研究人員及大眾傳播工作者等，因為工作性質的關係，很少有活動的機會，更要藉運動緩解壓力。

因此，從事高壓力工作性質的人更要特別注意，保持適度的運動量是非常重要的，不但可幫助提高工作效率，還能預防慢性疾病的發生。

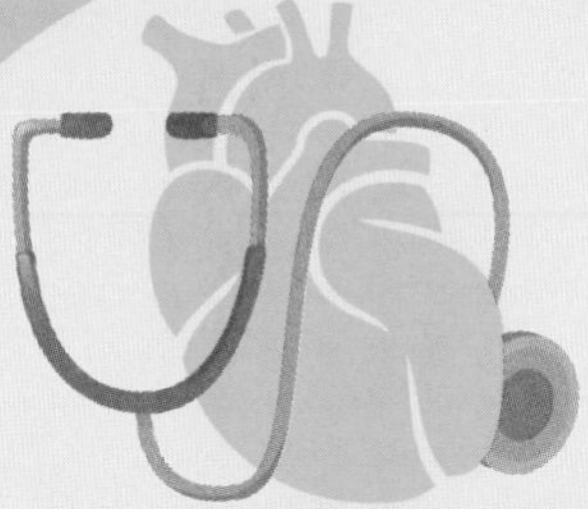

PART 3

治療與診斷

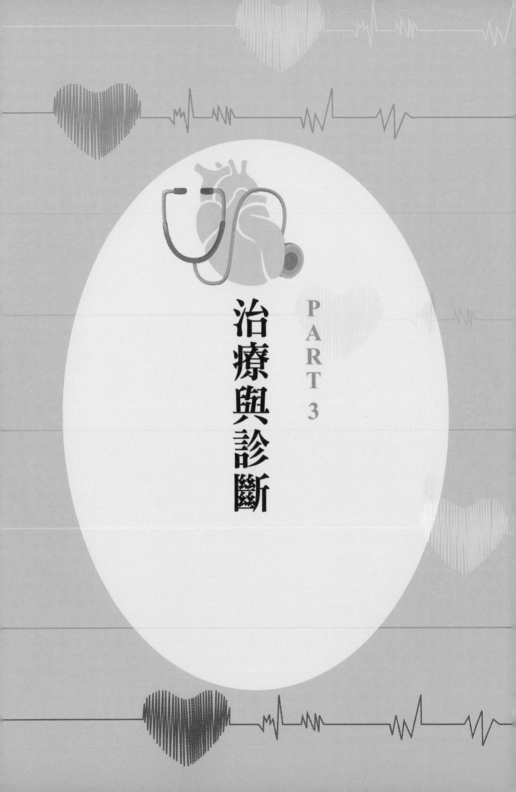

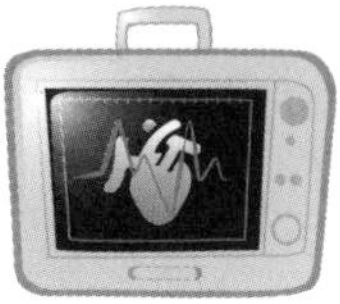

急性心肌梗塞的診斷

不管急性或是慢性血管阻塞而產生的心肌缺氧，心臟的強烈不舒服，會促使病患趕快就醫，尋求協助。而醫師的職責就是判斷病患的胸悶胸痛是不是心臟所引起的？是否是冠狀動脈血管疾病所引起的？是否需要立即介入處理，或先用藥物治療再觀察。若診斷是心肌梗塞，還要進一步判斷是不是急性？是否有立即致命的危險性等。

如何判斷是否為急性心肌梗塞？以下有幾項因素必須注意：

①典型的狹心症（胸悶、胸痛、喘等如前所述。）

②心電圖的變化，ST波段改變，左圖上為ST波段上升，左圖下為ST波段下降）

③心肌酵素濃度的上升，包括CPK，CK-MB及Troponin-I。這些心臟酵素存在心肌細胞內，當心肌細胞缺氧而壞死時，就會被釋放出來，血中酵素濃度值就會升高。

以上三項條件只要符合兩項，則可診斷為急性心肌梗塞。

圖解心電圖變化

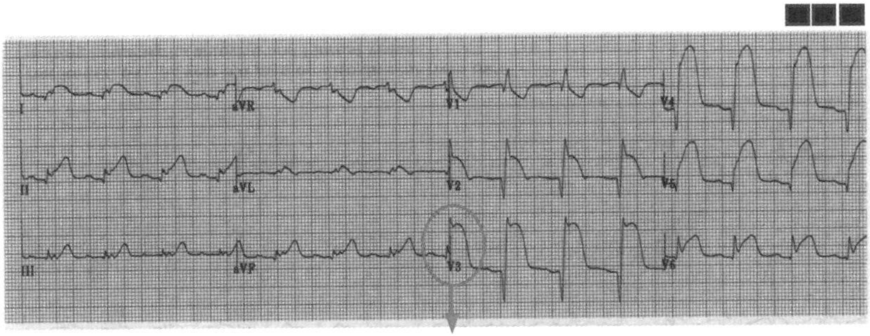

ST 波段上升

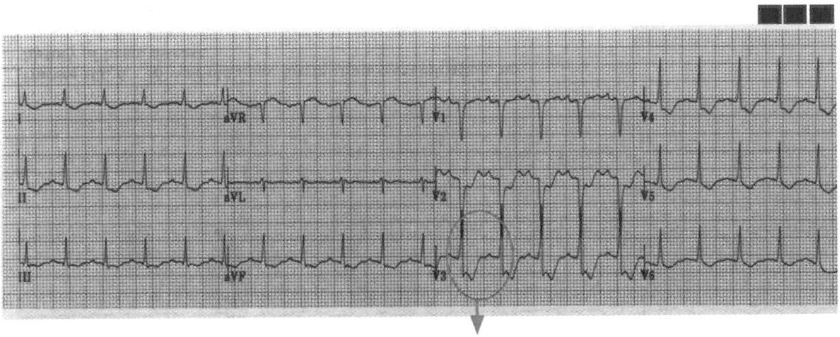

ST 波段下降

心電圖中的變化很重要，代表不同意義：

①ST波段上升：表示心臟冠狀動脈已完全阻塞，必須在黃金時間六小時內把血管打通。

②ST波段下降：表示心臟冠狀動脈的部分阻塞，雖然有部分血流可以流過狹窄處，但心肌細胞仍然處於缺氧狀況。

如果急診醫師判斷為非急性，則病人可以接受藥物治療和藥物劑量調整，另於住院時或門診時再評估或接受進一步的檢查。此時，將轉介至心臟科由醫師安排心臟專科檢查，以鑑別診斷和釐清：①是否真的為心臟引起？因為胃痛常常會被誤為心臟痛，反之亦然；②有沒有可能是肺部的問題？③有沒有可能是肋膜炎所引起的？④有沒有可能是神經肌肉問題引起的？⑤有沒有可能為胃食道問題所引起的？包括食道炎、胃食道逆流潰瘍，⑥有沒有可能是心臟瓣膜所引起的？

心絞痛與心肌梗塞症狀之差異

症狀		心絞痛	心肌梗塞
胸痛	疼痛程度	大多在可以忍受的範圍	劇烈疼痛，多半無法忍受
	疼痛持續時間	數十秒至數分鐘，通常不超過 15 分鐘	15 分鐘至數小時
	消除症狀	安靜休息即可消除	無法消除
脈搏		通常不會出現嚴重的心律不整	通常有嚴重的心律不整
冷汗		可能	非常可能
臉色蒼白		可能	非常可能
昏厥		幾乎不會	可能
血壓		多半上升	多半下降

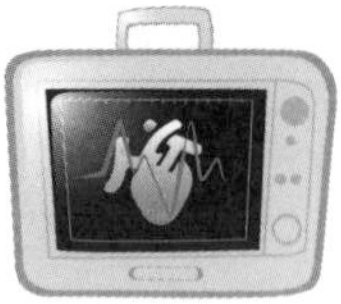

急性心肌梗塞的治療

急性血管阻塞治療方法有二，即使用溶血栓藥物與進行心臟導管手術。

溶血栓藥物的使用

通血栓的藥物有抗血小板凝集藥物，以降低血小板的活性，避免血栓繼續聚集，包括有 Aspirin 或 Clopidogrel 或 Ticagrelor，此為口服類藥物。針劑的抗凝劑有肝素（Heparin）或低分子量肝素（Low molecular weight heparin），及醣蛋白2b3a抑制劑。這些皆是針劑類的溶解血栓藥物。

緊急心臟導管手術的施行

緊急心臟導管手術的施行，包括氣球擴張術（如左上圖）及心血管支架置放術（如左下圖）詳情可見第六十九頁。

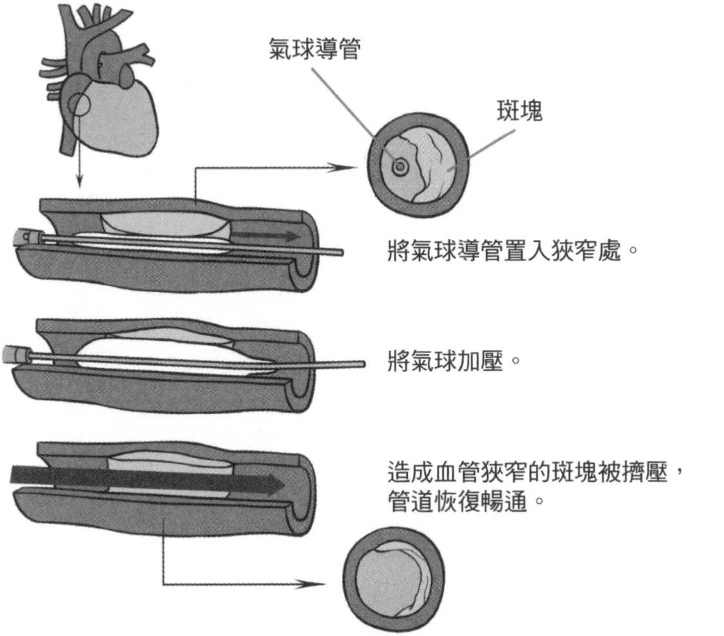
氣球導管
斑塊
將氣球導管置入狹窄處。
將氣球加壓。
造成血管狹窄的斑塊被擠壓，
管道恢復暢通。

氣球擴張術

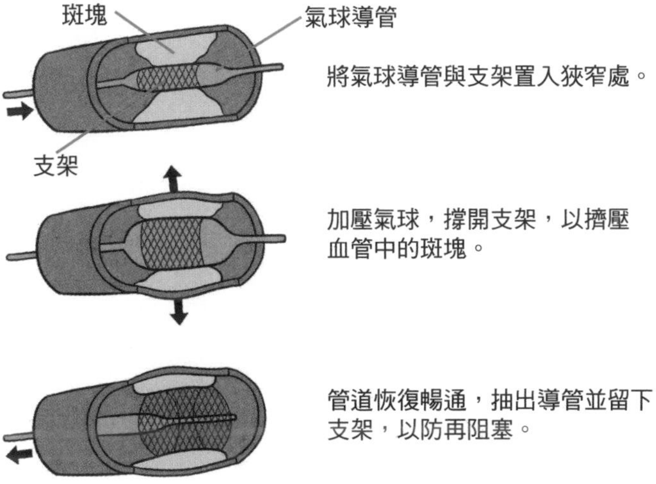
斑塊
氣球導管
將氣球導管與支架置入狹窄處。
支架
加壓氣球，撐開支架，以擠壓
血管中的斑塊。
管道恢復暢通，抽出導管並留下
支架，以防再阻塞。

心血管支架置放術

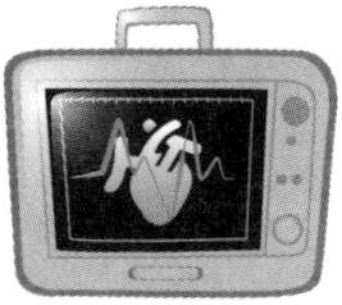

慢性缺血性心臟病的診斷治療

通常血壓控制不良、高血脂、抽菸、糖尿病、有冠狀動脈心臟病家族史的人較容易有慢性缺血性心臟病的病症，而其診斷方法則是，對有典型胸痛的病人，醫師會安排抽血、靜態心電圖、運動心電圖、心臟超音波或心臟核子醫學掃瞄、電腦斷層等檢查。若屬於高危險群的病人則建議做心導管檢查，以確立嚴重性，並規劃治療的方式。

一般而言，若要去除或改善冠狀動脈心臟病的危險因子，會給予患者適當的藥物治療，必要時要做心導管並實施冠狀動脈血管擴張及支架置放等治療。若血管阻塞過於嚴重，則可能須考慮冠狀動脈繞道手術的治療。此外還要定期檢查飯前、飯後的血糖，追蹤血壓及空腹血脂肪數（膽固醇與三酸甘油脂），以便掌握病況。若已有糖尿病、高血壓、高血脂等的病人，且經運動、飲食控制後效果仍不彰，則須規則使用藥物治療。

另外，缺血性心臟病的患者須避免激烈的運動、戒菸、不要吃太飽、要避免便秘、要避免情緒激動、緊張和熬夜、天氣寒冷時要保暖、洗澡水溫度不可太高，要隨時攜帶藥品，以備心絞痛發作時應急用、要定期服用藥物並回診檢查。遇到比平常心絞痛還要厲害的胸痛，或會盜汗、呼吸困難、虛弱、眩暈、臉色蒼白、噁心、嘔吐等症狀時，要立即就醫以免耽誤治療的黃金期。

正常與異常患者比較

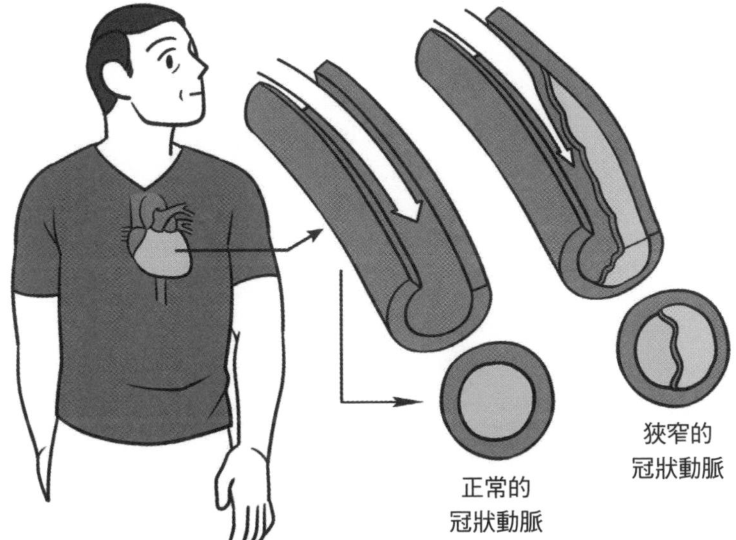

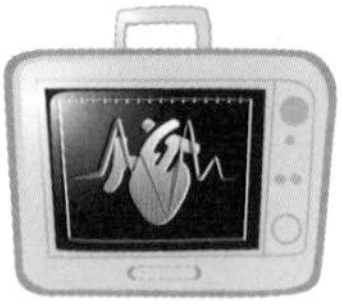

緩解心絞痛的應對

典型的心絞痛症狀為短暫性胸骨下或心前區的疼痛，會有壓迫感、撕裂感及窒息感，有時疼痛會反射到頭部、下巴、左肩、背部或手臂，胸痛持續的時間很短，一般持續約二至五分鐘左右，通常不超過二十分鐘，且在休息後胸痛便會緩解。典型的胸痛是「用力↓胸痛；休息↓胸痛緩解」的型態。除了胸悶胸痛外，也可能會有呼吸困難、冒冷汗、噁心嘔吐或是焦慮不安等症狀。

依疾病嚴重程度又可分為：穩定型及不穩定型心絞痛。穩定型心絞痛一般多在運動負重時容易發作，一般持續時間較短（很少超過二十分鐘），藉由休息或是舌下含片通常可以緩解，也較不會有冒冷汗或是反射到肩膀下巴處的胸痛。相反地，較危險的不穩定型心絞痛是心臟冠狀動脈阻塞程度較嚴重，胸痛可能持續到二十分鐘甚至半小時，休息或是舌下含片不一定能緩解胸痛，不用運動負重，有可能在休息或是睡覺就會發作，也較容易伴隨有冒冷汗、呼吸不順或是反射到肩膀下巴的胸痛。

臨床上診斷心絞痛，除詳細詢問病史外，身體理學檢查、靜止心電圖、運動心電圖、心臟核子掃瞄、電腦斷層、心臟超音波都可作為初步的篩檢，如上述之檢查呈陽性反應，應進一步施行心導管之檢查。

另外，生活上也可依照以下方式避免心絞痛發：

1. 注意保暖，勿從事費力之活動。
2. 避免過飽、熬夜及突然從事劇烈活動。
3. 盡可能避免情緒壓力。
4. 依照醫師指示，從事適當的活動及逐步增加活動量。
5. 養成良好的飲食習慣，並且維持適當的體重。
6. 依照醫師指示，定期返回門診追蹤病情。

心絞痛典型症狀

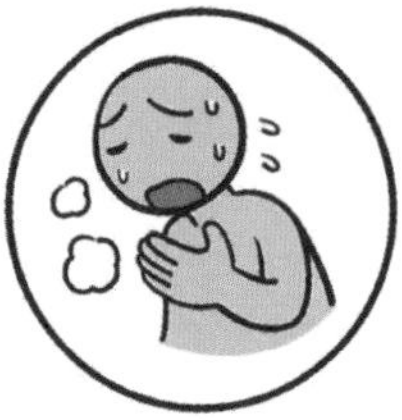
喘不過氣，呼吸困難

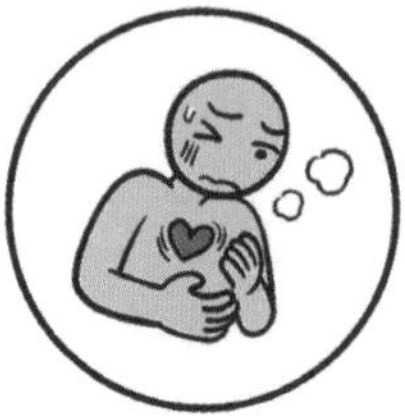
心悸

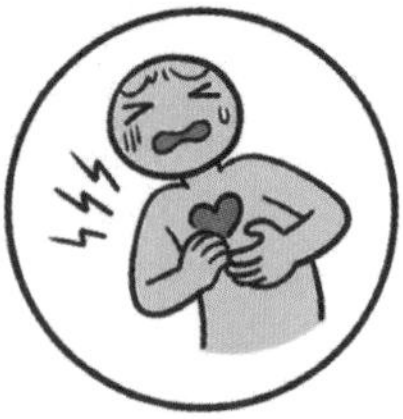
胸痛

心絞痛發生危險因子

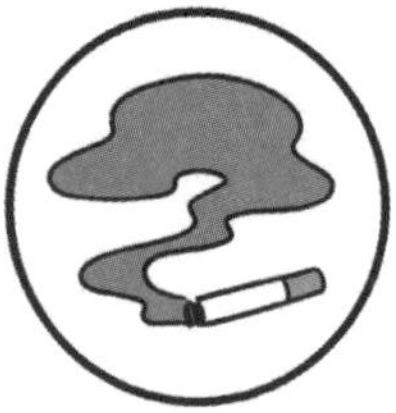
抽菸

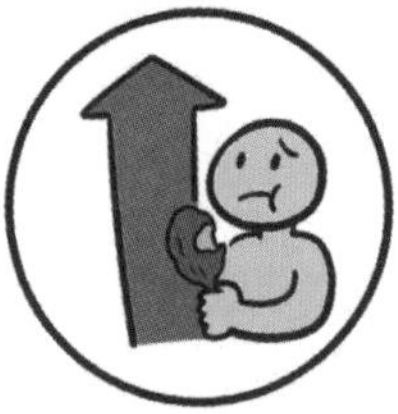
膽固醇高

血壓高

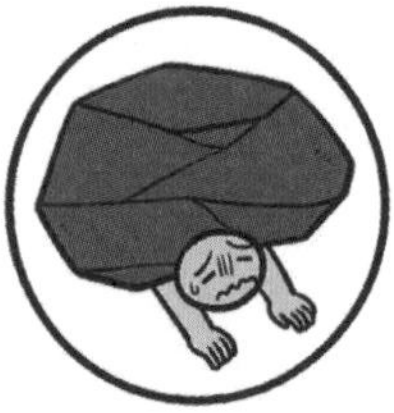
生活壓力大

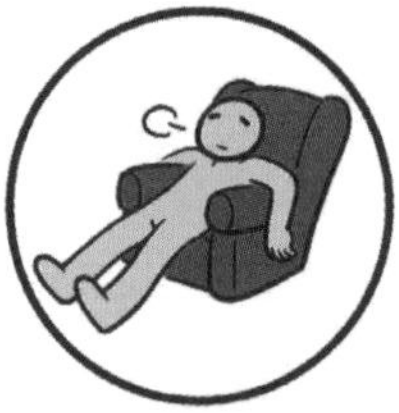
缺乏運動

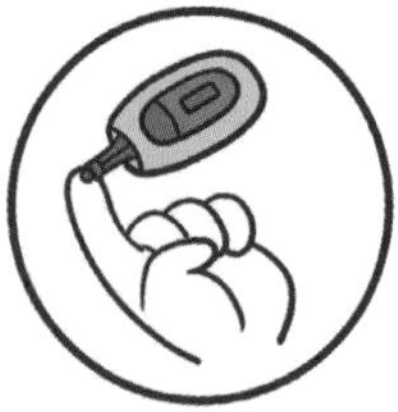
糖尿病

血脂高

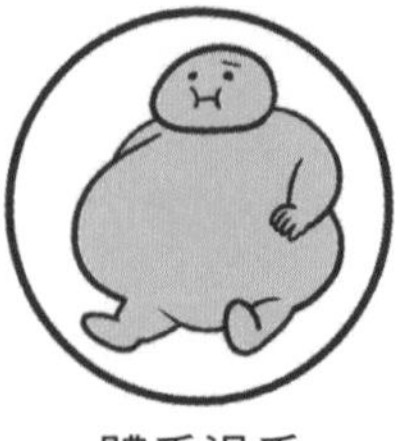
體重過重

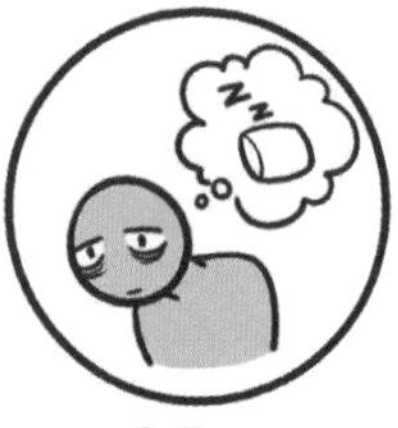
睡眠不足

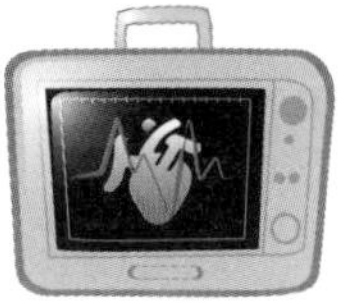

心導管的治療及支架選擇

概述心導管治療

心導管治療又稱為經皮冠狀動脈介入治療，是一種治療狹窄血管的方式。血管狹窄如之前章節所述，分急性及慢性，由動脈硬化斑塊所致。一開始此技術是由Dr.Andreas Gruentzig，一位瑞士醫師於一九七七年完成世界首例冠狀動脈氣球擴張術。於一九八六年法國醫師Jacques Puel完成世界首例動脈支架置入術，很快地至現今已經變成全世界很多大醫院治療心血管疾病的方式。

其方法是利用特殊的管子經由橈動脈（手腕）或股動脈（鼠蹊部）至冠狀動脈開口注入顯影劑，然後以儀器作血管攝影，以確定阻塞部位和阻塞的嚴重程度之後，接著以極細的金屬導線穿過阻塞的部位，扁平氣球再順著導線進入阻塞部位，接著加壓打開氣球，把阻塞部位撐開。為了防止撐開後的血管又再阻塞，則會再順著導線放入支架，在病變的血管把支架打開，架住血管以維持血管暢通。常常有病人及家屬會問：「阻塞的部位用氣球撐開後，血管已經打通了，為什麼還要在血管內置入支架呢？」因為氣球撐過的血管常常會再回堵或回塌而阻塞，因此需要以支架來維持血管的管徑，不致於再阻塞血流。

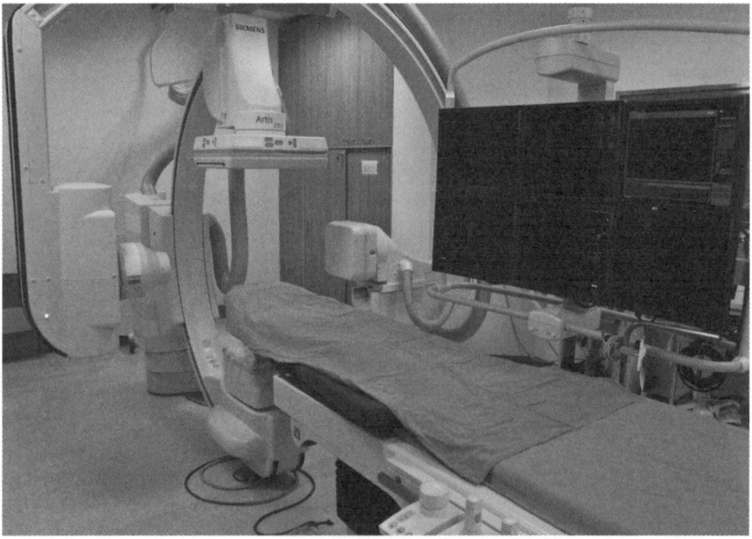

導管室

小知識

① 作心導管如何麻醉：

施作心導管僅需在導管穿皮置放的小區域作局部麻醉，病人全程意識清楚。

② 從橈動脈（手腕）或股動脈（鼠蹊部）的施作方式有什麼差別？

基本上手術的施行方式並無任何太大差別，僅在手術後止血的方式及時間上有差異。從鼠蹊部施作術後，需平躺六小時並在傷口處加壓止血，而從手腕施作術後，僅需手腕固定並在傷口處加壓止血。如何選擇部位施作，則由執行醫師依病人情況決定。

支架的種類和選擇

支架有分傳統支架（裸金屬支架）和較新的塗藥支架，畢竟支架是體外物體，當其要置入體內，長期而言可能有再回堵的風險。兩者差別在於支架內再阻塞的機率。

傳統支架（裸金屬支架）平均而言一年內支架內再狹窄的機率為30～35％，而塗藥支架一年內支架內再狹窄的機率不到10％的比例，最新一代塗藥支架甚至可達5～

7%的回堵率。塗藥支架主要是在支架上面塗上一層藥物，藉由支架上的藥物來抑制局部組織增生，並防止局部血管的發炎和免疫反應，將可以減少支架內的再狹窄的機率。目前有三種塗藥成份的支架可供選擇，包括：Sirolimus、Everolimus、Biolimus和Paclitaxel，含有這些藥物成份的塗藥支架的運用已被廣泛使用。

近來，還有全溶解性支架的上市，置入體內二至三年後會全部溶解，在血管中不會殘留金屬物質。但是，此支架並不適用所有血管，血管管徑太小、血管鈣化或是危險性較高的血管位置，皆不適合置放全溶解性支架。長期而言，

氣球

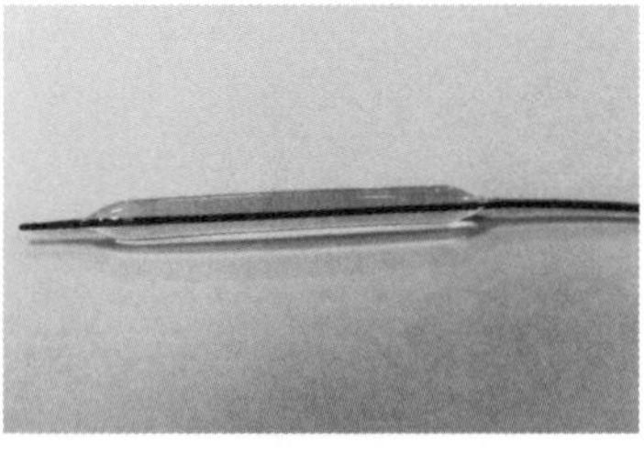

支架

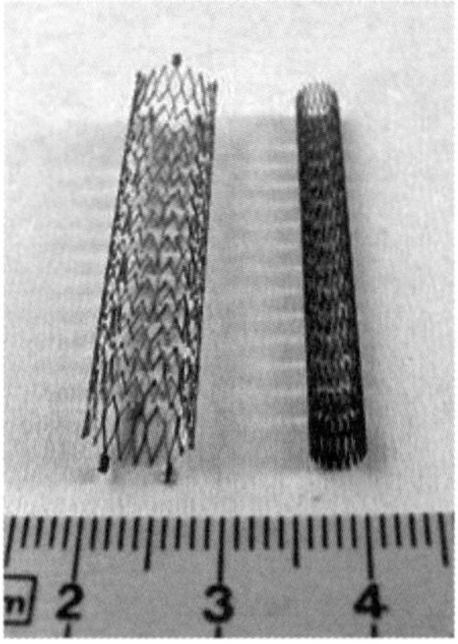

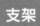

全溶解性支架和塗藥支架再阻塞率，目前所有研究顯示效果差不多。塗藥支架和全溶解性支架比傳統支架的價格較高，如何選擇，要依血管實際情形或病人本身體質來作整體的評估和判斷。整體而言，隨著科技進步，支架也愈做愈進步，研發出支架本體愈薄、愈容易置放，回堵率也愈來愈低。目前塗藥支架已進展到第三代，過去很多需要開心臟繞道手術，現今許多已被心導管所取代。

心導管的風險

風險方面，目前心導管治療由於技術的進步，氣球、支架材質的推陳出新，

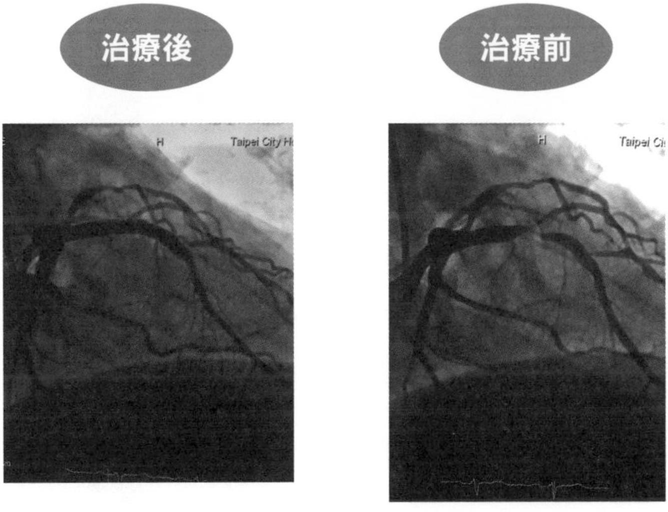

施作的風險愈來愈低。但是任何手術還是有一定的風險存在，就心導管來說其可能風險及併發症如下：

病症	心導管術	冠狀動脈氣球擴張術
死亡	≦ 0.11%	0.8-2.1%
心肌梗塞	≦ 0.05%	≦ 0.6%
腦中風	≦ 0.07%	
心律不整	0.38-0.5%	
血管傷害	0.43-0.6%	
需急手術		0.5-0.6%
心臟破裂或填塞	≦ 0.03%	
顯影劑不良反應（含過敏性休克、腎毒性）	0.37-0.6%	
心臟衰竭	0.03-0.1%	
其他（感染…等）	1.98-2.2%	

風險及併發症發生的機率及嚴重度，視各病人本身心臟功能好壞、疾病嚴重度及所接受侵入性檢查治療的種類，而有不同。一般而言，年紀愈大風險愈高，血管鈣化愈嚴重，手術的困難度也會較高，又以血管分叉病變處的風險及手術複雜程度更是相對提高很多。當然，心導管成功率高低、風險高低和施作手術的醫師本身的經驗、技術或純熟度，皆息息相關。

小知識

術後注意事項：

①需要服用抗血小板藥物阿斯匹靈（Aspirin）和保栓通（Clopidogrel）或百無凝（Ticagrelor）以預防支架內的再阻塞。

②術後也要控制風險因子，包括：戒菸、嚴格控制膽固醇、三酸甘油脂、糖尿病，作好健康管理以減少支架內再阻塞的機會。

病患在整個治療過程中，只有局部麻醉並保持清醒，且大多可在一至兩個小時內完成導管治療或血管支架置放術。不過，如果嚴重度高的血管或風險高的血管，施作的時間就會比較久。大部分的穩定病患在醫院觀察一晚後，隔天即可出院。這種非外科手術式的治療，風險相對較低且住院天數短，目前接受這種治療方式的病人也日益普遍，逐年增加。但是，病人如果血管病灶嚴重合併多器官病變患者，尤其病人年紀大、洗腎病患、血管嚴重鈣化或多條、分叉血管阻塞，其風險就會隨之升高，導管手術的難度和複雜度都會增加，手術所用的材料、工具和治療過程的時間或住院天數就會跟著增加和拉長，甚至需要加護病房的術後觀察和治療。

心臟支架比較表

	金屬支架	塗藥支架	全溶解性支架
適用對象	▶適用各種血管病灶 ▶粗的、短的血管病灶	▶適用各種血管病灶 ▶糖尿病患、慢性腎病患、阻塞血管較瀰漫性病灶	▶ 不建議用於彎曲度高、鈣化程度高的血管
6 個月再狹窄率	▶ 20-25%	▶ 5-10%	▶ 5-8%
費用	▶健保全額給付 ▶每人每年 4 支	▶健保給付部分額度，差額自付 ▶每人每年 4 支	▶全額自費

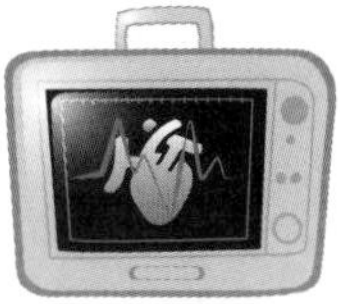

何謂心臟繞道手術

非常嚴重的冠狀動脈阻塞或支架置放心導管手術中出現併發症時，此刻就需要執行血管繞道手術，也就是說，原來的血管無法使用也無法用支架方式處理時，就用手術的方式重建一條或數條血管繞過原本阻塞的地方接縫到心臟缺氧區域的血管。

心臟血管繞道手術的步驟就是要從胸腔中央將胸骨打開，讓心臟外科醫師在心臟上面執行冠狀動脈血管繞道接合。手術中，身體會連接一台心肺體外循環機，也就是葉克膜機器，保持血液持續流通及保護身體其他的器官，接著外科醫師可以取患者自身的下肢靜脈血管或自身胸腔的內乳動脈血管來當作繞道血管使用，被取用的下肢靜脈或胸腔內的內乳動脈，是較不重要的血管，可有可無，方能用作重建血管的自身血管來源。

傳統上，外科醫師會讓心肌跳動暫時停止，利用停止的時間迅速進行血管繞道重建手術；為了減少手術過程的風險，提高手術成功率，現在針對繞道手術還有其他手術方式的選擇，包括心臟不停止跳動中進行血管接合，可以減少腦中風的風險；微創繞道手術，傷口較小，但僅針對範圍較小，較不嚴重的血管疾病才可實行。

一般而言，繞道手術的成功率為90～96%，但是依每個患者的身體狀況，年紀、各器官功能、心臟本身功能、術後照顧情形、營養免疫情形等不同，成功率也會有所不同，當然也跟手術醫師本身的技術熟練度有關。長期而言，冠狀動脈繞道手術的成效是良好的。大部分的病患手術後心絞痛的症狀都能獲得改善，平時活動量也可增加。不過，還是要配合相關藥物的持續治療追蹤，預防血管再阻塞。

冠狀動脈繞道手術示意圖

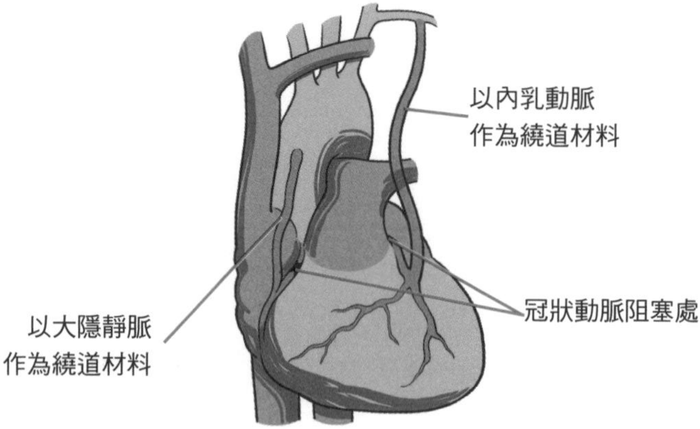

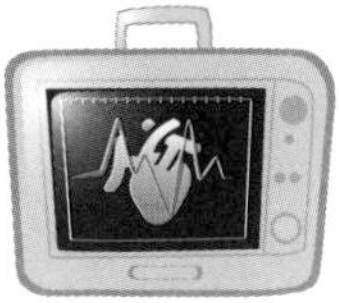

冠狀動脈疾病和慢性心肌缺氧的檢查及診斷

讀者一定會有所疑惑哪些檢查可做進一步冠狀動脈心臟病的診斷和評估？下列六項即為評估方式。

1. 十二導程心電圖：十二導程心電圖是常規的心電圖檢查，一般健康檢查也會將此檢查包括在內，是診斷所有心臟病的基礎必要方法。十二導程心電圖是以十個貼片在四肢與前胸六個位置紀錄十二個電極的電位變化，心臟因受到電流訊號的刺激而跳動。十二導程心電圖檢查經由皮膚上方紀錄心臟的電流訊號來確認心臟是否異常，實際心臟電流訊號的時間大約三十秒。如果心臟血管有阻塞心電圖會顯示ST波下降的缺氧變化（或ST波上升），或缺氧導致組織壞死的Q波。

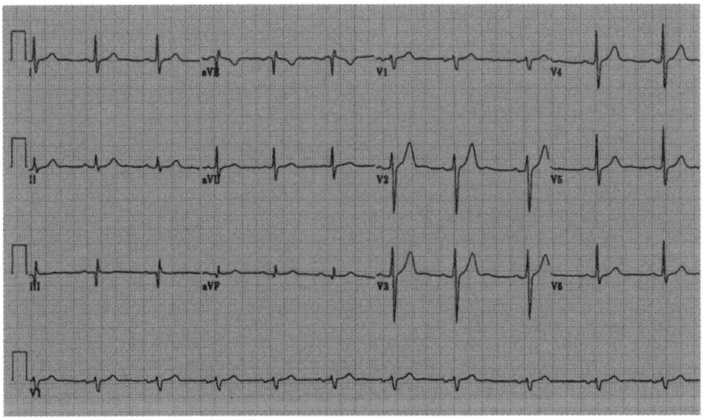

十二導程心電圖

2. 心臟超音波檢查：可評估心臟收縮及舒張功能，有無血管阻塞所造成的局部收縮異常，可以推斷是哪一條血管阻塞，心臟瓣膜功能評估，包括瓣膜關閉及開合不良所引起的閉鎖不全或瓣膜狹窄。

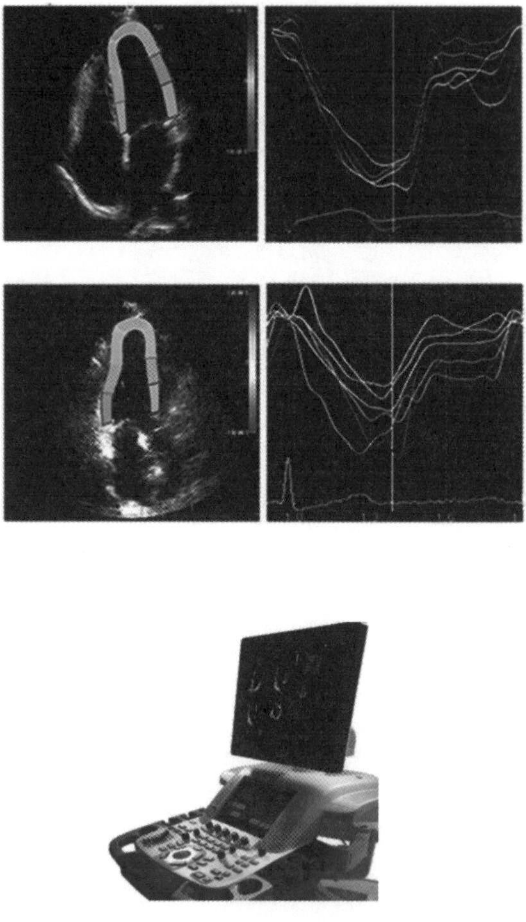

心臟超音波

3.運動心電圖檢查：若病患於靜態心電圖看不出問題，可於安排此項檢查，於跑步機上偵測在運動狀態下的心電圖變化情形，可提高心臟血管病變的診斷率。如果有血管狹窄，跑步時心電圖就會呈現缺氧的情形。

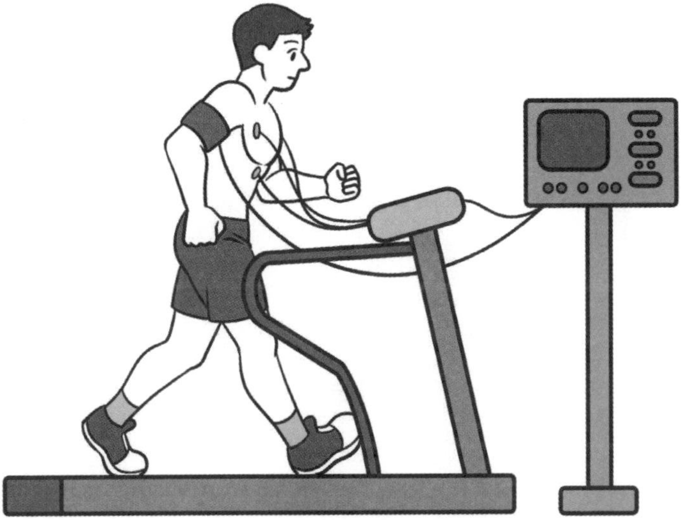

運動心電圖

4.心臟血管核子醫學的檢查：我們從血管內打入同位素鉈201，此同位素會至心臟血管內顯影，在檢查儀器中將影像留存，若病人的血管有阻塞，其心臟影像就會呈現不完整的顯像，我們則以此來診斷心臟血管有無阻塞。

5.心臟的冠狀動脈電腦斷層分析：病人在注入顯影劑之後，目前的電腦斷層可以做多切面的分析攝影，藉由電腦影像的快速重組，可直接看出血管有哪一部分被阻塞。或藉由心臟冠狀動脈鈣化程度的積分來評估阻塞的可能性。鈣化積分愈高，阻塞的可能性愈大。隨著電腦處理速度的進步和增快，切面可以愈切愈細。例如，早期的64切到現今的256切電腦斷層，可以將血管看得愈來愈清楚，提高診斷率。

核子醫學影像

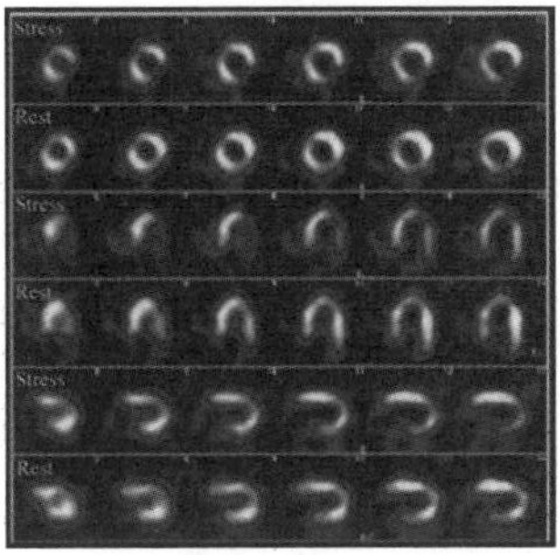

電腦斷層

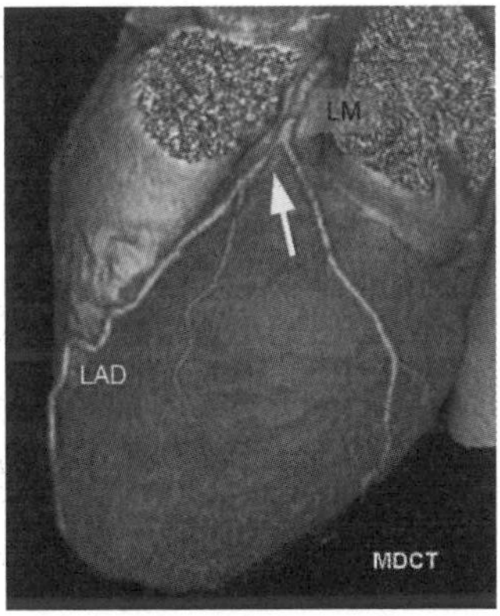

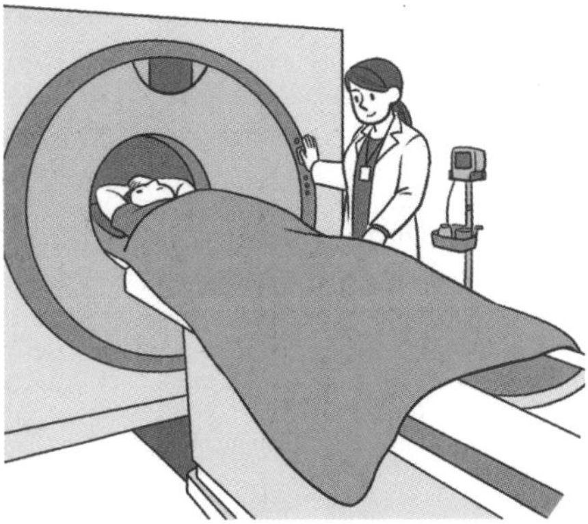

▲電腦斷層分析圖

6.胃鏡檢查：可針對胃或食道疾病所引起的胸悶胸痛做釐清及診斷治療。

若以上各種檢查皆顯示心血管阻塞有高度的可能性，則將會安排病人接受心導管血管攝影檢查，若有阻塞，可直接施行氣球擴張術及支架置放術。

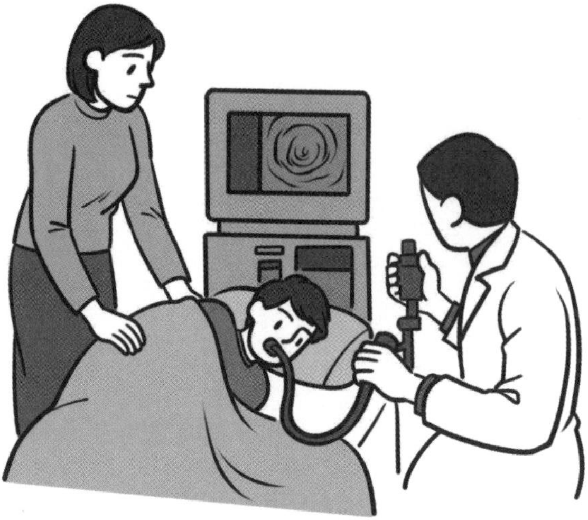

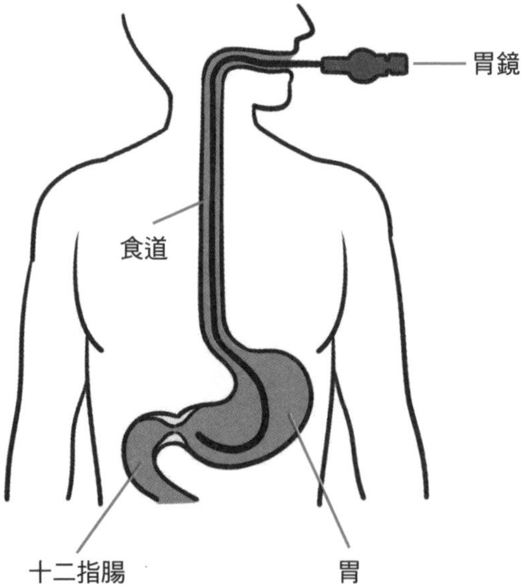

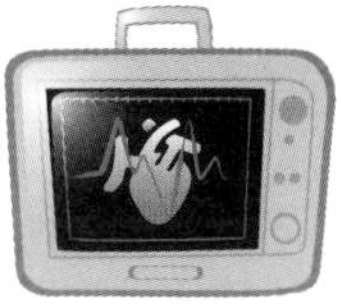

冠狀動脈心臟病的藥物治療

1. 抗血小板藥物：阿斯匹靈（Aspirin）、保栓通（Clopidogrel）或百無凝（Ticagrelor），此類藥物可降低血小板活性而預防血栓的形成。接受支架置放治療後的心臟病患，仍然要持續服用此抗血小板藥物，預防血管發生再回堵的情形。

2. 降血脂藥物：斯達汀（Statin）為降膽固醇用藥，膽固醇在冠狀動脈扮演的角色已清楚被了解，尤其低密度膽固醇是動脈硬化的重要因素。斯達汀（Statin）的作用是抑制HMG-CoA還原酶，在肝臟中此酶是製造膽固醇的關鍵酵素，抑制它的作用就能減少肝臟合成膽固醇，進而減少血中的膽固醇，有心血管疾病的病患降低總膽固醇和低密度膽固醇是很重要的。

3. 乙型阻斷劑（β-Blocker）是第一線高血壓用藥，可減少心血管疾病的罹患率和死亡率，也可治療心肌梗塞，降低心肌梗塞的死亡率。此藥物副作用為心跳過慢，特別注意的是氣喘病患不適合服用。

4. 血管張力素轉化酶抑制劑（ACE-I）或血管張力素受體阻斷劑（ARB）：此兩類藥物類似，可以控制高血壓，減少尿蛋白保護腎臟，也可預防心臟衰竭，其副作用為高血鉀和咳嗽。

5. 硝酸鹽類（Nitrate）：這類是一種預防及治療心絞痛的藥物，其作用可以使血管放鬆，讓冠狀動脈放鬆而增加心肌供血量，另一方面也間接讓主動脈放鬆，使心臟的工作量及氧氣需求降低，因而改善心臟因為缺氧而產生的心絞痛，其副作用為低血壓。

心臟疾病患者的 7 大原則

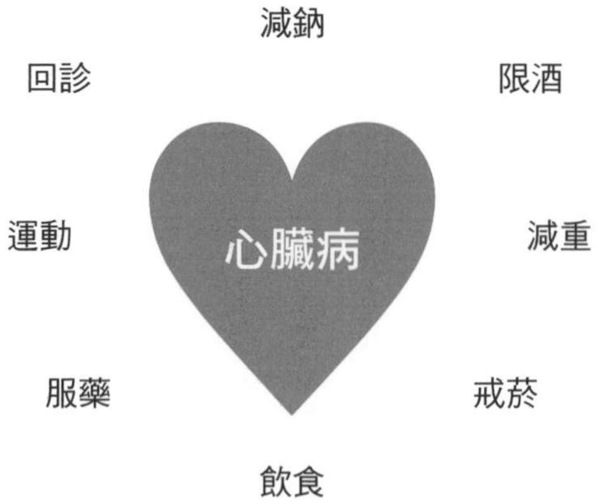

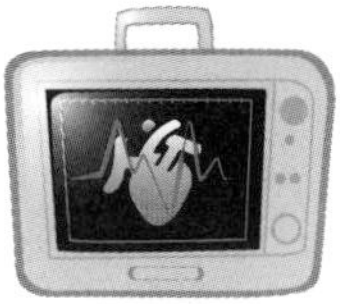

冠狀動脈治療的未來進展

冠狀動脈支架因為醫療科技的進步，支架的設計將會愈來愈薄，支撐血管的能力愈好，血管回堵再阻塞率會愈來愈低，服用抗凝血藥物的時間會愈來愈縮短，以因應病患其他醫療需求，例如開刀、拔牙、做腸胃鏡檢查……等，避免因為服用抗凝血劑而造成出血。未來支架有一個新趨勢，支架置入血管內完成血管治療後，支架本體經過降解、溶解過程將會完全被人體吸收消失，也就是不會有金屬支架殘存在體內。雖然，目前已有此類似的支架上市，但是離符合醫界臨床所希望的完美境界尚有一段距離。

未來，心臟繞道手術的傷口不像以往需要切開胸骨，將會愈來愈小，也就是進入微創手術的境界。例如，微創繞道手術、達文西機器手臂微創手術，這都將會廣泛應用在心臟外科開刀手術上，但是要達到全面取代傳統手術仍尚有一段距離，不過，醫療日新月異，未來指日可待。

胚胎幹細胞的心血管治療研究已經如火如荼在進行中。我們把胚胎原始細胞植入心臟血管缺氧阻塞的心肌區域，讓此胚胎幹細胞長出血管來供應缺氧區域的血流，因而活化心肌細胞，改善心臟功能。這是從根本解決原先血管阻塞的問題，以新生血管取代已有病變的血管，未來有一天，新的醫學技術和科技將可以實現。

冠心病的治療

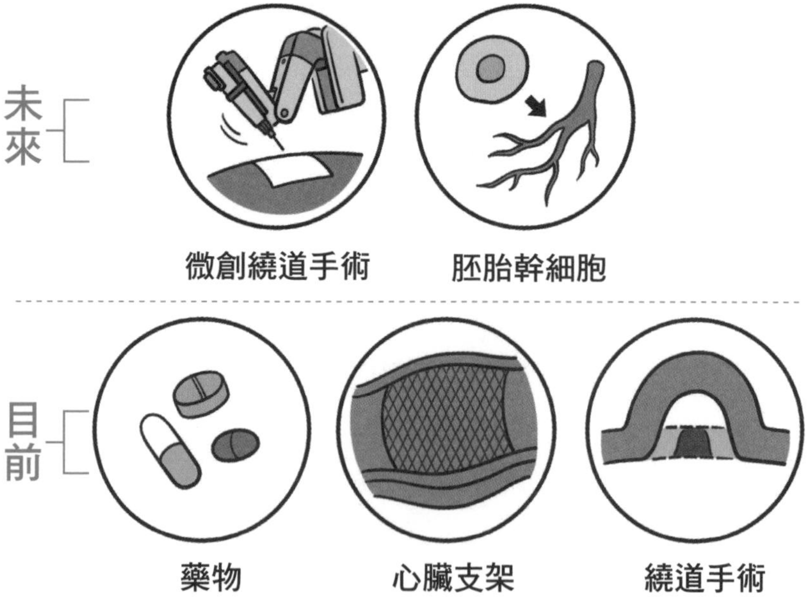

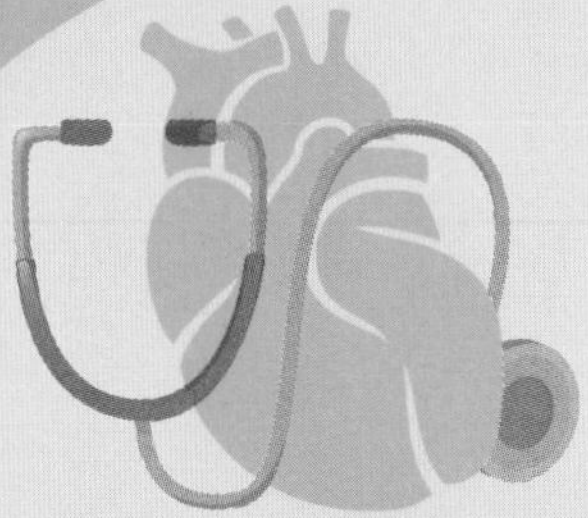

PART 4

護心救心大作戰

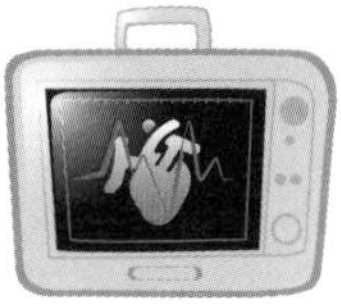

膽固醇和三酸甘油脂

多數人都知道，膽固醇和三酸甘油脂是心臟病的重要危險因子，它們會增加血管阻塞的機會。同時，三酸甘油脂也是第二型糖尿病的危險因子之一。因此，愈來愈多人重視自己的健康，會定期抽血檢查膽固醇和三酸甘油脂，並注意自己的飲食狀況，若膽固醇高，經醫生診斷即開始服用降膽固醇的藥。然而，還是有一些人會問：「我的生活已經很小心了，飲食也很節制，為何膽固醇還不容易降呢？有人說，這是體質，那什麼是體質呢？」

研究發現膽固醇和三酸甘油脂之間的關聯性，這些基因參與了膽固醇的代謝。膽固醇和三酸甘油脂統稱血脂，它是人體細胞的正常成份。

高血脂症是指經過十二小時空腹後，血液中的膽固醇、三酸甘油脂超過標準參考值。（膽固醇標準參考值：200mgdL ；三酸甘油脂標準參考值：150mg/dL）

膽固醇（Cholesterol）

這名詞大家都不陌生，更是與我們的生活緊緊相黏著。時常聽到都是膽固醇的負面消息，事實上我們的身體若缺少了它，將無法維持正常的生理機能，所以缺它不可但適量就好。

膽固醇的來源可分成內源性及外源性。內源性就是身體本身製造的，而外源性則來自飲食中的食物成份。大部分血液中的膽固醇是內源性的，來自身體肝臟製造，部分則是由飲食攝取後產生，所以飲食中食物的膽固醇含量是會影響到血液中膽固醇的濃度，尤其是動物性的食物來源。而內源性膽固醇是大部分血中膽固醇的來源，內源性與個人體質有關，與基因也有關。

三酸甘油脂（Triglyceride）

與膽固醇一樣都是血脂肪的其中一角，其來源也分成內生性及外源性，但是它與膽固醇最大的差別就是身體製造的原始原料不一樣。若是餐餐攝取過多的食物，不論是澱粉類、肉類、油脂類、或是酒精類，均容易影響血液中三酸甘油脂的濃度。

膽固醇與三酸甘油脂都是脂類，不溶於水，所以在血液中是無法自由自在的前往到正確的器官進行利用，需要與血漿蛋白結合形成脂蛋白（lipoprotein），才可藉由血液運輸至各器官及組織。運輸膽固醇的脂蛋白又分成低密度脂蛋白（LDL）及高密度脂蛋白（HDL）。膽固醇與低、高密度脂蛋白形成低密度脂蛋白膽固醇（LDL-C）、高密度脂蛋白膽固醇（HDL-C）。

低密度脂蛋白膽固醇又稱為「壞的膽固醇」，主要是將膽固醇由肝臟帶到週邊組織。血液中低密度脂蛋白膽固醇濃度太高時容易破壞血管內膜，形成斑塊黏在血管管壁上，當斑塊慢慢增大，阻礙了心臟血管或是腦部血管的血流時，就會增加心肌梗塞及腦中風的機率。高密度脂蛋白膽固醇就是俗稱的「好的膽固醇」，主要是將週邊組織的膽固醇帶回肝臟代謝掉。也就是幫助身體清除掉血液中壞的膽固醇，血液中高密度脂蛋白膽固醇濃度愈高，罹患心臟冠狀動脈血管疾病的風險就愈低。

美國所訂定『國家膽固醇教育計劃的成人治療準則 **National Cholesterol Education Program Adult Treatment Panel III（NECP ATPIII）**』，針對血脂分類標準如下：

低密度脂蛋白膽固醇（mg/dL）	
＜ 100	適當
100-129	近於適當
130-159	邊緣性偏高
160-189	偏高
≧ 190	非常高
總膽固醇（mg/dL）	
＜ 200	適當
200-239	邊緣性偏高
≧ 240	偏高
高密度脂蛋白膽固醇（mg/dL）	
＜ 40	低
≧ 60	高
三酸甘油脂（mg/dL）	
＜ 150	正常
150-199	邊緣性偏高
200-499	偏高
≧ 500	極高

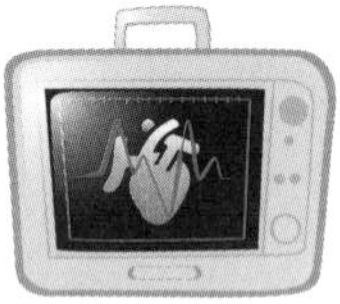

如何降低膽固醇、三酸甘油脂

膽固醇和三酸甘油脂都是人體中的脂質，其功能為幫助體內儲存能量且維持正常運作。兩者雖為身體不可或缺的成分，但當體內的膽固醇、三酸甘油脂過多時，就會累積於血管，導致血管硬化、狹窄。因此，為確保健身無虞，以下大略論述降低的方法：

降低膽固醇的飲食原則：

①每天膽固醇的攝取量應低於三百毫克，動物性蛋白質大多有膽固醇，含量較高的有皮，肉類應去皮去油只吃瘦肉；內臟亦含高量的膽固醇應避免食用；卵黃類，如雞蛋黃、鴨蛋黃、魚卵等等，皆含高量的膽固醇，皆應減少食用量。

②帶殼海鮮類油脂含量較低，但膽固醇含量較高，應少吃。可選擇膽固醇含量較低的魚肉。

③應多選擇植物性蛋白質減少動物性蛋白質的攝取，植物性的食物不含膽固醇，故能降低膽固醇濃度，像是黃豆。

④每日不超過六兩高油脂食物，蛋糕、巧克力、冰淇淋、沙拉醬等。

⑤奶類應選低脂或脫脂。

⑥應多食蔬菜水果。水溶性纖維素可與膽酸結合加速膽酸的排泄，因此可以促進血液中的膽固醇變成膽酸而降低血中膽固醇濃度。像是燕麥、木耳。

降低三酸甘油脂的飲食原則：

①任何食物不論是澱粉類、肉類、油脂類，只要食用過量皆會形成三酸甘油脂，所以千萬別暴飲暴食。

②應減少高熱量食物的攝取，像是油炸、油煎食品、核果類、過甜的食品與飲料，以避免對身體造成負擔。

③應避免飲用過量酒精飲品，每天三十毫升的酒精飲品對身體是有益處的，但過量則會為害身體。

④烹調用油應選擇植物性油脂，像是苦茶油、葵花油、橄欖油等等。

⑤可選擇深海魚類食用，因為其含有 Omega-3 不飽和脂肪酸，可降低血中三酸甘油脂。

修正飲食與生活習慣

為了預防血脂肪過高而影響到健康，我們必須要了解自己的飲食及運動習慣，並從中調整修正，讓健康慢慢的融入生活中，習慣健康生活型態。

①維持理想體重，體重過重則需減重。

②多運動。適度耐力性運動不但可以降低血脂肪亦可以提高 HDL-C 的濃度。耐力型的運動像是慢跑、游泳、騎腳踏車等等可促進或維持心肺適能的運動。

③適量飲食，減少到吃到飽餐廳的次數。

④應減少動物性脂肪的攝取，像是漢堡，絞肉，香腸，炸物等等食品，或是減少紅肉的攝取，多選擇白肉。

⑤避免食用過多的高脂肪製品，像是巧克力、酥皮類點心、派類、餅乾、起司、

冰淇淋、奶油等等食品。

⑥避免食用含糖量高的食品。即使是純天然的現打果汁也應儘量避免，因其缺少豐富的纖維素。為求身體健康還是直接食用水果最好。

⑦增加飲食中蔬菜的攝取量，並選擇植物性油脂作為烹調用油。

⑧適量水果攝取。

⑨戒菸並拒吸二手菸。吸菸是危害健康的強力危險因子，不論吸菸或吸二手菸都會使 HDL-C 的濃度降低。

⑩適量飲酒。

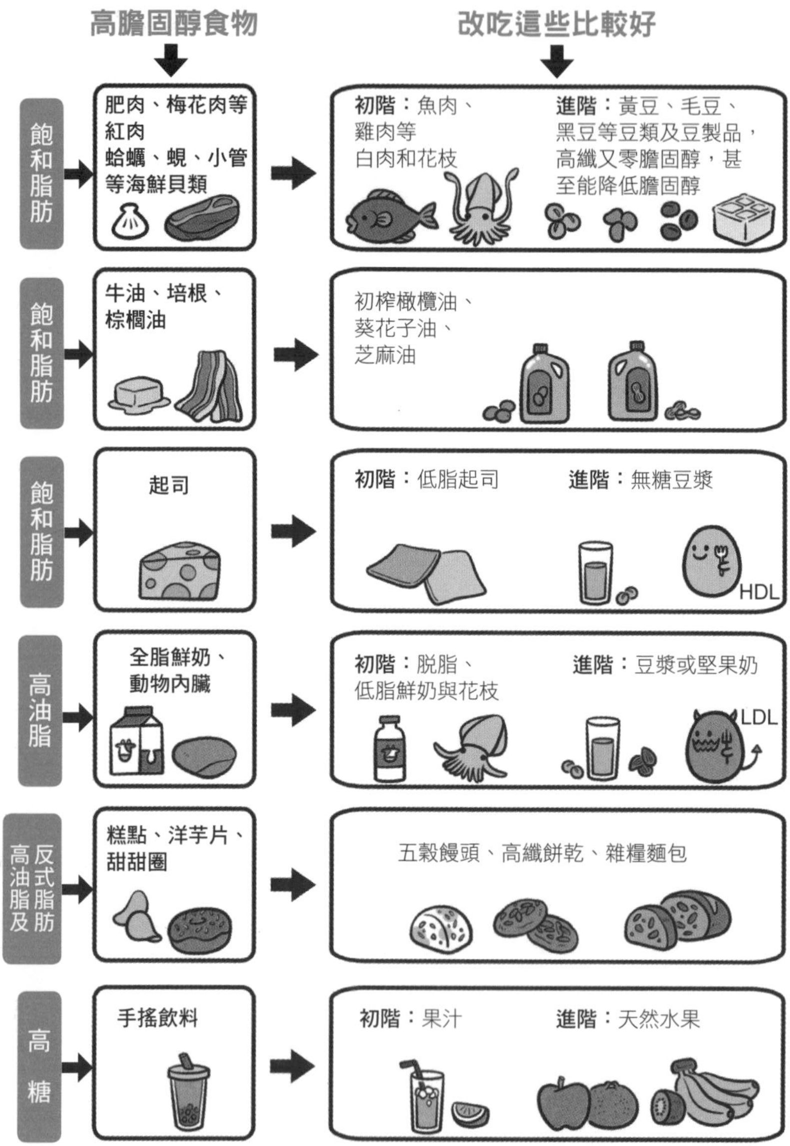
高膽固醇食物
改吃這些比較好
飽和脂肪
肥肉、梅花肉等紅肉
蛤蠣、蜆、小管等海鮮貝類
初階：魚肉、雞肉等白肉和花枝
進階：黃豆、毛豆、黑豆等豆類及豆製品，高纖又零膽固醇，甚至能降低膽固醇
飽和脂肪
牛油、培根、棕櫚油
初榨橄欖油、葵花子油、芝麻油
飽和脂肪
起司
初階：低脂起司
進階：無糖豆漿
HDL
高油脂
全脂鮮奶、動物內臟
初階：脫脂、低脂鮮奶與花枝
進階：豆漿或堅果奶
LDL
反式脂肪及高油脂
糕點、洋芋片、甜甜圈
五穀饅頭、高纖餅乾、雜糧麵包
高糖
手搖飲料
初階：果汁
進階：天然水果

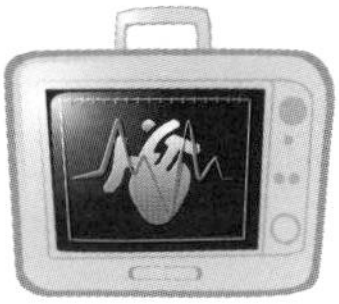

生活上如何預防冠心病

一般而言，血管是具有韌力與彈性，可承受很大的壓力，但隨著年紀、飲食的改變，身體的組織與血管都會跟著老化。因此若能在冠心病纏身前即時預防，就能有效擁有健全的身體，以下提供幾個方向供讀者參考：

規律的生活起居

規律的生活是身體健康的基本要求，只有生活規律才能使身體的免疫系統發揮作用，各臟器組織正常運作，提高適應環境的能力。

其他在日常生活中應注意的事項，例如洗澡水不要太熱，洗澡時間不宜過長，避免著涼，節制性生活，養成作息的習慣，獲得充足的睡眠與休息等。

合宜的居住環境

現代社會由於工業環境造成環境汙染，尤其是居住在城市中的人，大部分時間都在空調的空間中，造成免疫力下降，加上沒有適度運動，更加容易罹患慢性疾病。因此，對於居家以及辦公環境綠化，或是假日多至自然環境走走，保持室內通風良好，適度的陽光，都是改善居住品質的好方法。

平衡的情緒

壓力對健康所造成的影響，不只是精神上的負擔，同時也會促使身體慢性病的產生。適度的情緒表現可以舒緩心情，但是過度的負面情緒表達則對身體健康有不良影響。因此，要保持健康的身體，應該要抱持樂觀的態度，儘量不要從事使心情過於緊張的工作或是活動，以免對於心臟造成過大的刺激。

適量的運動

適度的運動可以使身體氣血暢通，達到調節臟腑的功效。不論是安逸或是過度勞累都會導致身體的負擔而引發疾病。

因此，心臟病患者應該定時、適量的鍛鍊體能，不勉強運動或是運動過量，也不作劇烈及競賽性活動。較緩和的運動例如散步、做伸展操、打太極拳、練氣功等，都是適合心血管病變患者的運動，有助於強化患者的身心健康。

除此之外，長時間久坐容易造成下肢靜脈栓塞，栓塞的血塊如果隨著血液流向肺部就會引起肺動脈栓塞。因此，不論是辦公室上班族或是看電視、上網、打麻將，每隔一小時就應該要起身走動一下。

營養均衡的飲食

飲食方面，心血管病變患者應該注意均衡的飲食，注意定時、定量以及飲食衛生，避免過度油膩、口味過重、生冷的食物。相對地，應該多攝取益氣補血的食材，同時應避免抽菸、過量濃茶、過量咖啡，以及過量飲酒。

預防便秘

養成按時排便習慣，保持大便通暢。便秘對心臟病患者來說是一項誘發病症的不良因素。在排便時的憋力容易造成血壓上升，引發狹心症，而便秘的腸氣會使腹部膨脹，橫膈膜因此被往上壓，進而壓迫心臟，容易引起心悸、心律不整等情形。因此，養成良好的排便習慣對於心律不整患者來說很重要，除了要注意飲食之外，還必須有規律性的生活，才能避免便秘的發生。尤其是睡眠不足時，最容易引起便秘。容易出現面便秘的患者，可以在就診時詢問醫生，也可服用適量的瀉藥，儘量避免排便時過於用力。

合理用藥

治療心血管疾病的用藥方式視每個患者的不同情況而定，千萬不要隨意接受相同症狀的患者建議而改變服藥方式，或是聽從民間的偏方隨便用藥，才不會導致危險。由於有某些抗心律不整藥物會導致心律不整，因此不要因為想快速痊癒而過量服藥，只要遵照醫師囑咐的劑量服藥，並且觀察用藥後的反應。

自我監測及定期檢查

由於某些冠心病的病人會合併心律不整，發作前會有症狀出現，患者可以察覺到，因此，如果在日常生活中多注意觀察，每日固定測量脈搏、血壓，便可以在發作前提早預防，並且施行必要的措施。

此外，定期到醫院回診，進行心電圖、肝功能、血糖、膽固醇、電解質等抽血追蹤，和超音波心臟功能追蹤等檢查，尤其是服用藥物的患者，用藥後的定期複診及觀察就顯得非常重要，除了觀察療效之外，醫師也可以經由定期檢查調整用藥。

可以控制的因素

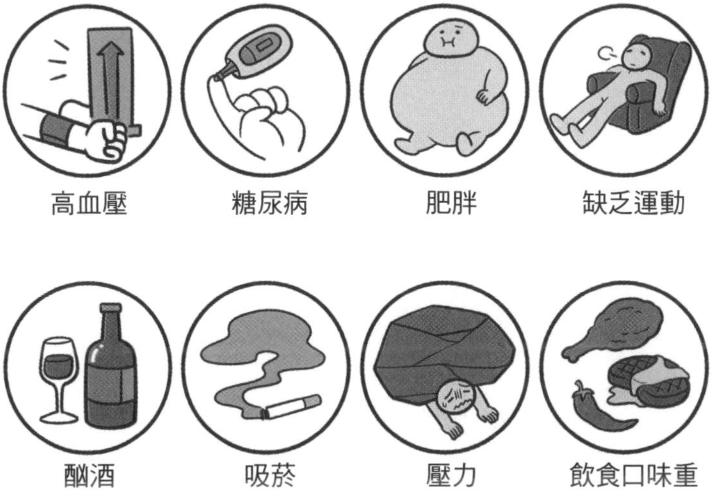
高血壓
糖尿病
肥胖
缺乏運動
酗酒
吸菸
壓力
飲食口味重

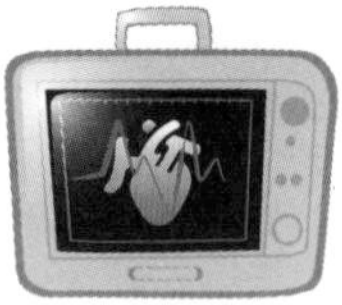

如何改善睡眠品質

雖然心臟病有各種不同的治療方式，但治療冠狀動脈心臟病最重要的治療基礎是改善生活習慣，一旦生活習慣改善，就會明顯改善心血管及心律不整發生的頻率及治療效果。其中，睡眠品質也是生活習慣中重要的因素之一。

睡眠品質不佳容易造成自律神經系統、免疫系統失調，除了影響工作時的判斷力和記憶力，使工作效率低落，還會提高心律不整的機率，也容易造成憂鬱。想要有效獲得高品質的睡眠，首先要破除關於睡眠的迷思，例如盡可能睡滿八小時，如果沒有睡滿八小時，身體會感覺疲倦、常做夢表示睡眠品質不好、長期失眠就需要依靠安眠藥，以及年齡愈大睡眠時間愈短等。事實上這些常見的迷思並非絕對，會因每個人不同的生活環境、作息、工作時間的不同，都可能造成不同的睡眠習慣，通常睡眠時間介於六至八小時之間，都屬於正常範圍。

此外，其實只要能夠進入深層睡眠，不管幾點睡覺人體都會分泌成長賀爾蒙。

換句話說，睡眠品質遠比幾點入睡以及睡眠時間長度更加重要。而時常在床上翻來覆去無法入睡的人，常是因為適合睡眠的條件不足引起的。現代人有許多生活習慣，都可能破壞人體原有的睡眠機制，因此，只要加以改善，就能提升睡眠品質。

1. 規律的作息時間

找出自己的睡眠時間，保持足夠的睡眠。此外，作息時間要規律，對於大部分的人來說，身體機制會依循日出日落的循環運作，因此，藉由固定的就寢時間，可以讓身體養成習慣，連假日也不例外，千萬不要因為放假就晚睡或是睡得久一點。

2. 舒適的睡眠環境

良好的睡眠環境包括音量、光線、溫度與寢具。睡眠中如果出現噪音或是持續吵雜的聲音，都會干擾睡眠品質。其次，光線會使人體出現保持清醒的生理反應。相反地，當環境變暗時，人體就會開始分泌能幫助入睡的退黑激素。因此，在睡前二小時將照明改為間接照明，使身體因為室內光線變暗而產生睡意。現代人手機、平板電腦不離手，這種情形也會使大腦處於興奮狀態，螢幕的光線也會刺激交感神經，使睡意消除。因此，睡前兩小時最好不要使用智慧型手機或是平板電腦。

臥室的溫度太熱、太冷、太潮溼或太乾燥，都會影響睡眠，臥室內溫度最好能維持在二十六度。最後，床的軟硬度適中，枕頭挑選可以達到支撐肩膀及頸椎的效果，都是舒適的寢具必要條件。

3.睡前三小時內不進食

睡眠期間若消化器官仍在運作，會妨礙人體進入深層睡眠。因此睡前三小時內應該避免進食，如果因為空腹無法入睡，可以吃點清淡的食物，例如牛奶或水果。巧克力、茶、咖啡等皆含有咖啡因則要避免在睡前食用。有些人也喜歡在睡前小酌以加速睡眠。儘管酒精可以幫助入睡，但會對睡眠後期造成干擾，減少深層睡眠，所以應儘量避免在睡前飲酒。

4.舒緩身心的睡前活動

睡前進行簡單的伸展運動，可以促進血液循環，幫助深部體溫下降，達到舒緩身體僵硬，放鬆心情幫助入眠，但需避免激烈運動，以免造成體溫升高，妨礙睡眠品質。

建議睡前可以進行一些達到放鬆的活動，例如：看輕鬆的書籍、做些伸展動作、精油薰香、聽音樂等，使大腦可以休息，幫助睡眠。透過這些動作，可以加強身體與睡眠之間的連結，提昇睡眠品質。

5.避免睡眠時間以外的臥式活動

許多人下班後喜歡躺在床上玩手機、使用平板電腦、閱讀或是看電視。這些動作容易使身體習慣於除了睡覺之外，在床上進行其他活動，造成身體不會因為躺臥在床上便想睡覺。因此，避免在臥室進行其他活動，使身體可以習慣於接觸到寢具就產生準備進入睡眠的機制。

6. 補眠的原則

有些人因為平時工作忙碌，可能經常熬夜或是需要早起，習慣在周末放假時拉長睡眠時間，補足平時睡眠不足的情形。這種作法其實會使身體的睡眠節奏紊亂。其實，隨時有時間就應該儘快補眠，例如平時可以提前上床，多取得一些睡眠時間，恢復正常、規律的睡眠，不要在周末時一次補足睡眠。

調整作息的方法

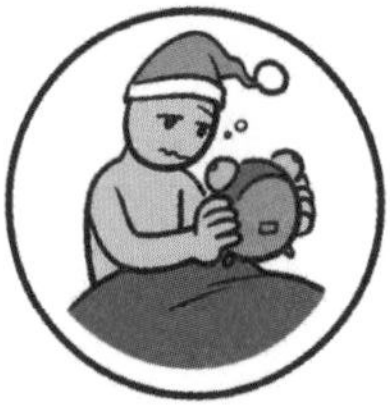

❶前二周開始調整作息，每隔二至三天就提早15 分鐘就寢與起床

❷睡前一小時避免使用 3C 產品，並放鬆身心

❸午後避免攝取含咖啡因的食品

❹起床後二小時接受充足光照有助調整生理時鐘

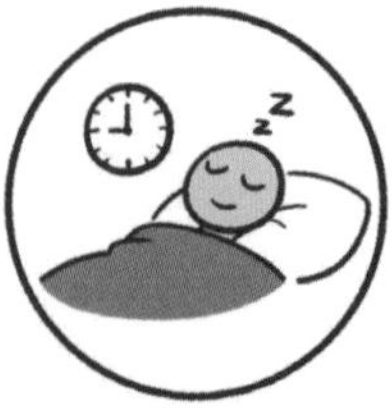

❺每天維持固定的就寢與起床時間，保持規律與充足的睡眠

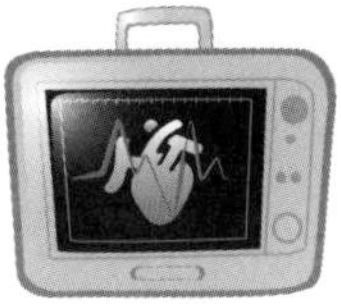

遠離心肌梗塞的原則

心肌梗塞是指心肌突發持久嚴重的缺血性壞死，是在冠狀動脈病變的基礎上，冠狀動脈的血流急劇減少或中斷，使相應的心肌出現嚴重而持久的急性缺血，最終導致心肌的缺血性壞死。心肌一旦梗死，心臟隨時可能停跳，並且隨著時間延長，壞死的面積會逐步擴大，因此搶救就等於和死神賽跑，必須爭分奪秒。

據世界衛生組織統計，在家中出現驟停依靠急救人員趕到才進行搶救的患者，被救活的幾率只有5％左右。在醫院出現驟停並及時搶救的，救活率也只有約30％。另外，世衛組織報告也指出50％以上心肌梗塞是有先兆的，90％可控制相關危險因素、治療基礎疾病，以及戒菸限酒、控制體重、適度運動等方式預防。以下提出預防心肌梗塞的七大原則供讀者參考：

1. 戒菸

由於香菸內含尼古丁，不僅容易使人體的心血管收縮、血壓升高，且造成心跳加快或甚至是心律不整，傷害心血管內皮細胞等現象。再加上抽菸吸入一氧化碳時，會大大降低血液攜帶氧氣的能力，使人體血管阻塞或痙攣的血管缺氧更嚴重。因此研究數據顯示，抽菸者因心臟病發作而突然死亡的機率，是非抽菸者的二至四倍。

2.採行低脂肪、低膽固醇、低鹽、高纖維的飲食習慣

一旦血液中的膽固醇指數升高，將非常容易造成血管堵塞或血管狹窄，進而產生動脈粥狀硬化，最後導致心肌梗塞或中風。膽固醇過高的原因有非常多種，其中因攝取過多的飽和脂肪酸，如肉類、豬油、牛油、人造奶油等，即是常見的原因之一。另外，過多的鈉（鹽分）容易使水分滯積，造成血壓上升，導致心臟血管的負擔加重。在日常生活當中，多攝取不飽和脂肪酸，如葵花油、紅花籽油或葡萄籽油等，同時搭配富含纖維素的食物以幫助消化，將能有效地幫助您降低膽固醇，從而降低心肌梗塞的風險。

3.控制體重

維持理想體重絕對不只是為了追求外在形象的美觀而已，更重要的是能夠避免額外增加心臟負擔，並大幅降低健康上的風險。

4.控制血糖、血壓

對多數的患者而言，控制血糖以及血壓是一項艱難的長期抗戰。但只要能夠定期檢查並按時服藥，再配合適當的飲食及運動習慣，就能將血糖值維持在空腹八十至一百二十毫克的正常標準內。由於高血糖及高血壓均容易使心血管阻塞的發病機率增加，連帶誘發罹患腦中風或其他併發症，因此千萬不可大意，務必遵從醫囑，好好治療。

5.放鬆心情

心理因素往往與生理狀況有相當直接的連動關係，因此維持正面而愉悅的心情，對於維護身體健康就顯得更為重要。國際ＳＯＳ建議，試著多表達心理的感受，尋求家人親友、信仰或甚至是醫護人員之支持並分析情緒發生的原因。同時藉由養成早睡早起、規律運動的習慣以及調整生活型態（例如調整充滿壓力以及競爭的生活環境）等方式學習放鬆心情。如此一來，將能夠有效地降低因情緒波動而誘發心肌梗塞發作的可能性。

6.適度的運動

發生過心肌梗塞的患者經治療後，若無其他合併症狀，應適度地進行漸進性運動，以利血液循環並增加運動之耐受力。但由於病患的身體狀況仍不適合劇烈的運動，因此從事這類漸進式運動時建議應有醫護人員從旁指導，同時避免需要閉氣或用力的運動項目，如舉重、提重物、憋氣等。此外，病患更應該嚴格遵守運動前後必須先行暖身五至十分鐘的規定。

7.避免過冷、過熱的刺激，以防心絞痛的發作

如果必須在寒冷的天氣中外出，應特別注意保暖。沐浴時應避免過燙的熱水，以免使血管擴張導致血壓下降、暈眩，而過冷的冷水易引起血管收縮產生血栓，所以也應避免。

心肌梗塞已成為現代人聞之色變的一項疾病。對這個疾病我們若能多認識一分，對於自身健康就多一分保障，親愛的家人也能更加放心。

預防心臟疾病這樣做

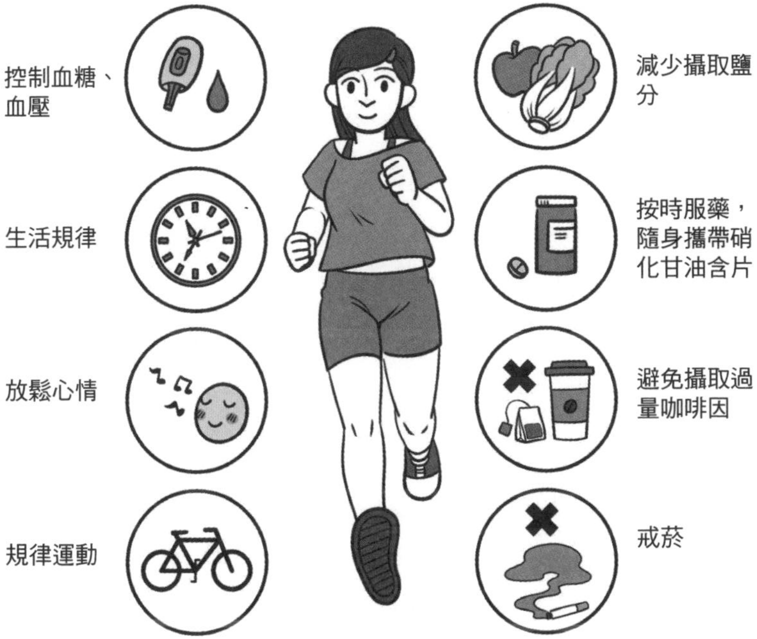
控制血糖、血壓
生活規律
放鬆心情
規律運動
減少攝取鹽分
按時服藥，隨身攜帶硝化甘油含片
避免攝取過量咖啡因
戒菸

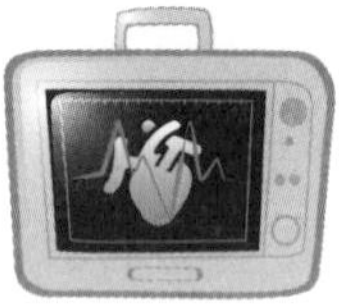

預防代謝症候群

代謝症候群是指腹部肥胖、高血糖、高血壓、血脂異常等一群代謝危險因子群聚現象，嚴格來說它並不是一種疾病，反而可說是一種病前狀態，表示身體代謝開始出現異狀。此時血壓開始升高，但還沒有到達高血壓的診斷標準；血糖出現某種程度的胰島素阻抗，卻還未進入糖尿病的程度；血脂肪偏高則代表動脈硬化已具有初步威脅；如果再加上腹部肥胖，危險性更高。這時血管或多或少在產生變化，不加注意，慢慢就會導致心血管疾病。

若你患有代謝症候群，要小心可能已經成為

代謝症候群的評斷標準如下，若符合其中三項即為代謝症候群：

評斷標準	
肥胖	男性腰圍≧ 90 公分（35.5 吋）， 女性腰圍≧ 80 公分（31.5 吋）。
血壓異常	未服用藥物下， 收縮壓≧ 130mmHg ／舒張壓≧ 85mmHg。
血糖偏高	未服用藥物下，空腹血漿血糖≧ 100mg/dl。
三酸甘油脂偏高	未服用藥物下，三酸甘油脂≧ 150mg/dl。
高密度脂蛋白膽固醇過低	未服用藥物下，高密度脂蛋白膽固醇， 男性＜ 40mg/dl；女性＜ 50mg/d

慢性疾病的目標，想要預防代謝症候群就必須先就從幾個生活小習慣做起，一起了解如何預防代謝症候群吧！

1.吃的健康均衡

儘量選擇「三低一高」的飲食，即「低糖、低油、低鹽、高纖」。多吃蔬菜，適量攝取水果，若外食則儘量少選擇加工和油炸的食物，可選擇蒸、煮、涼拌、川燙類的食物，肉類方面則儘量以白肉取代紅肉。

2.規律定量運動

運動可提高代謝率，有助熱量燃燒幫助減輕體重，體重減輕也可減少胰島素阻抗。同時也能增加細胞對胰島素的利用。記得保持一周最好達到一百五十分鐘以上的運動習慣，當然最好是每天都能運動至少三十分鐘，多運動就能常保身體健康。

3.不吸菸、少喝酒

吸菸對心血管的危害，已被研究證實，但只要願意戒菸，在戒菸二十分鐘後，血壓會降低，心跳減慢至正常頻率；戒菸二週至三個月得到心臟病危險性開始下降，肺功能開始改善；戒菸一年後罹患冠狀動脈心臟病機率可減少一半，因此愈早戒菸對心肺血管愈好。而過量飲酒也會導致急慢性疾病，會升高血液中的三酸甘油脂值，引起血壓升高、心律不整等問題，增加心血管疾病的風險，也應避免。

4.定期健康檢查

健康檢查的目的就是在疾病的早期或病人未出現症狀時，藉由一些檢查或步驟，提早發現疾病的早期或危險因子，因此定期到醫院做健康檢查，檢測自己的身體數值是相當重要的，若有任何疾病徵兆，也能及時發現、及早治療。

你有代謝症候群嗎？

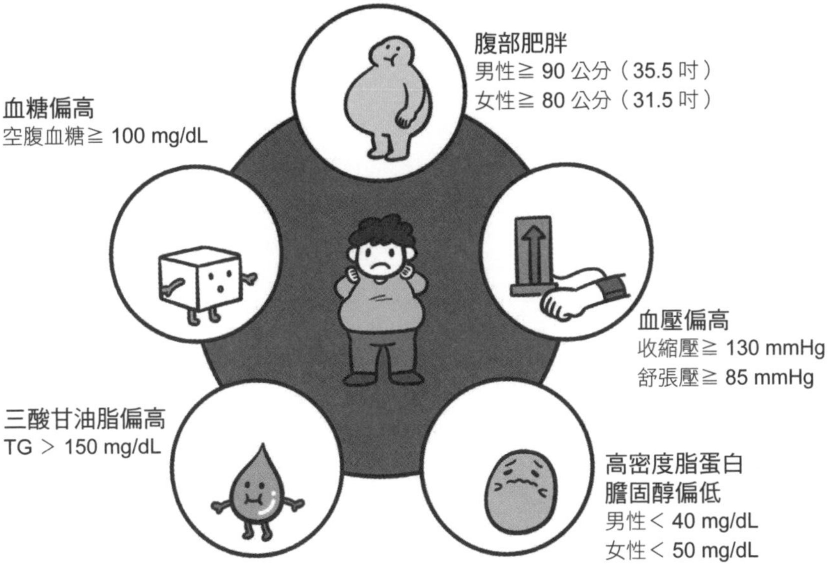

代謝症候群的危機

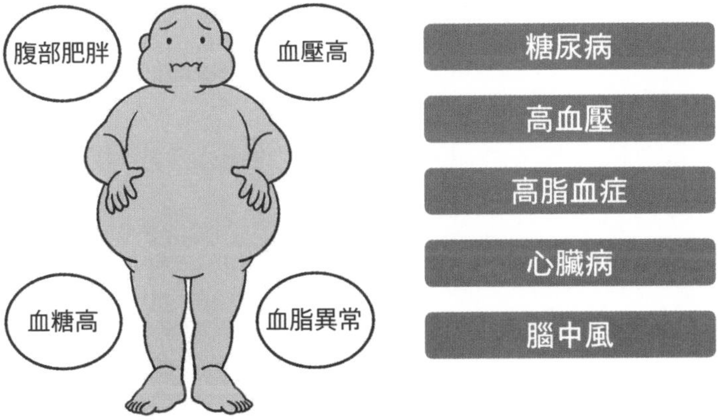

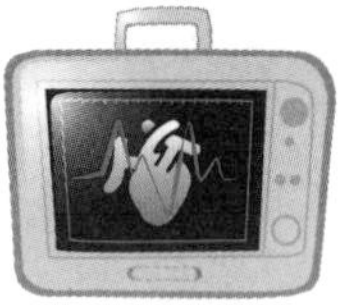

CPR的施行

在日常生活中，大家最怕身旁有人突然沒有意識而昏倒，若能在驚嚇之餘又能冷靜地為這名成人、嬰兒或孩童施行心肺復甦術，就能在關鍵時刻延續他的生命。

在緊急時刻無法確認該名無意識的成人頸椎有無受傷，不可以輕易移動患者的頭部、頸椎；若面對的是一名陌生成人，口對口人工呼吸會是施救者的最大障礙。而為了避免患者的二次傷害以及提高施救者的施救意願，美國心臟協會修正成人CPR的步驟，並取消口對口人工呼吸這個項目，取消口對口人工呼吸並不影響CPR的成功率。

另外，也常有人詢問若遇到有人昏倒，剛好身上有硝酸甘油藥片，能先讓昏倒的人含嗎？答案是不可以。因為硝酸甘油藥片是用來緩解症狀，緩解心血管病變造成的胸悶、胸痛等症狀。此藥物有短暫地降低血壓的效果，血壓很低的人不能使用，休克的人亦不能使用此含片。因此，不知道原因是不能含的。而若因胸悶胸痛等不舒服的狀況，正確服用含片後，症狀卻仍未緩解就需立即就醫。接著教授大家心肺復甦術，以避免更多悲劇發生。

CPR的步驟：

評估意識↓呼吸求救↓確認心臟位置↓進行多次胸外心臟按摩，以增加血液流到心臟、腦部及其他重要器官。

一至八歲的兒童也可以施行CPR，不過步驟與大人不同，最大差別為力量與施壓位置不同，以下提供救援步驟：

1. 當呼叫而無他人協助時，應施行一分鐘CPR，再繼續呼救。
2. 胸外按壓時用力較輕，僅以二根手指或一手之掌根，下壓二乳頭連線下一橫指的位置，深度為胸部三分之一到二分之一的厚度。
3. 人工呼吸與胸外按摩之次數為1比5。

對於孩童病患，可以以一手或兩手實施胸外按摩，按壓位置在兩乳頭連線中間；

而對於嬰兒病患，以兩根手指實施胸外按摩，按壓位置在兩乳頭連線下方。因施救者與孩童病患的體型大小各不相同，對孩童病患來說，施救者不管是用一手或兩手實施胸外按摩，只要將病患胸部能下壓三分之一到二分之一的深度即可，如果使用兩手，其按壓位置及姿勢與成人病患相同。未滿一歲的小嬰兒因為生理狀況異於成人和兒童，故於實施心肺復甦術時，在處理嬰兒的姿勢、體外心臟按摩與人工呼吸上亦有較大差異。

小孩的 CPR（叫叫 C A B）

C

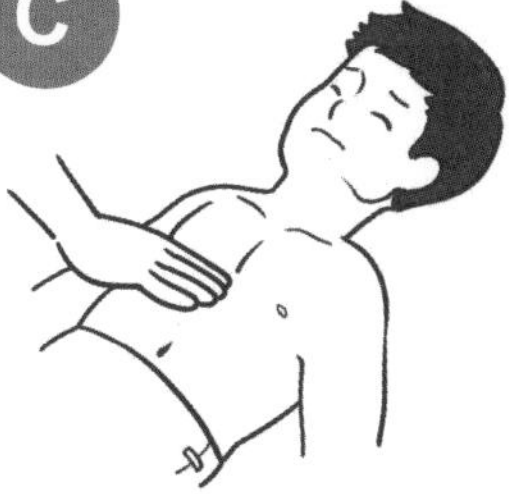

叫

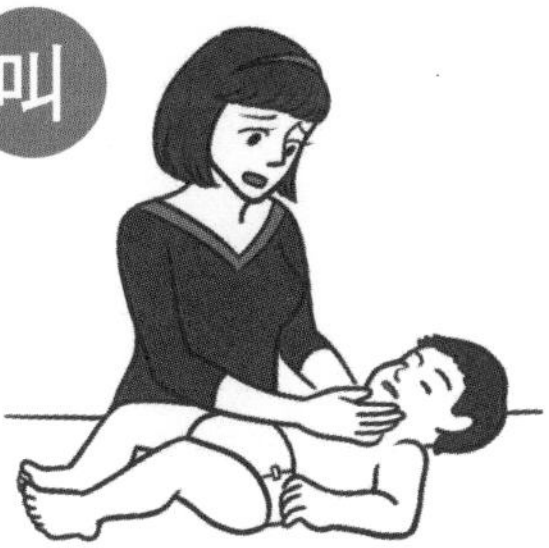

C：按壓胸部，深度為胸部三分之一到二分之一。

叫：評估意識，可刺激腳底

叫：呼叫求援，若無人可幫忙打 119 求救，則先 CPR 一分鐘

A

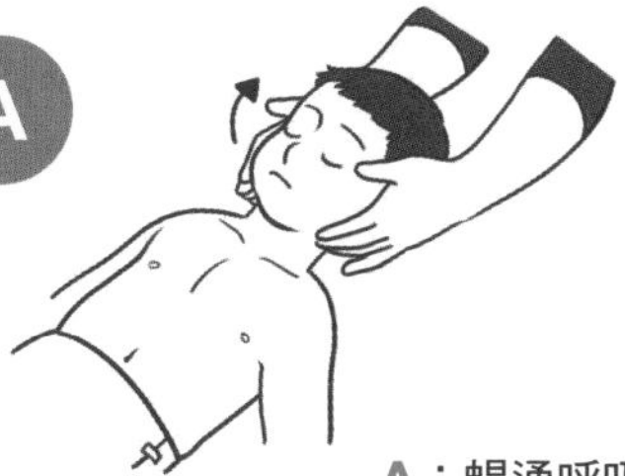

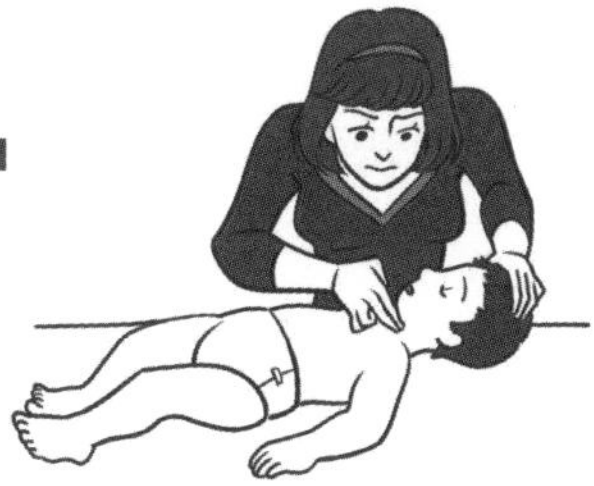

A：暢通呼吸道

B

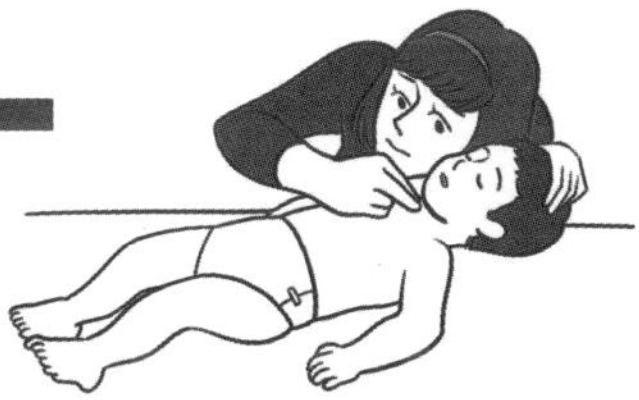

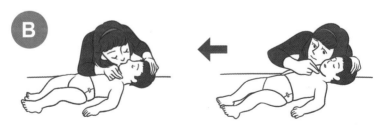

B：Breathing 評估呼吸，評估過程不超過十秒，若無呼吸則進行人工呼吸。持續進行 CAB 直到醫護人員抵達或孩童有反應。胸部按壓與人工呼吸的次數為 5:1

補充說明

A：Airway，評估呼吸道

B：Breathing，評估呼吸

C：Circulation，評估循環系統及心臟按摩

CPR的步驟圖

❶ 叫：評估意識

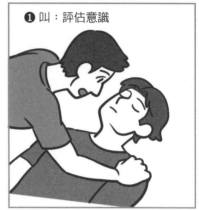

❷ 叫：呼叫求援

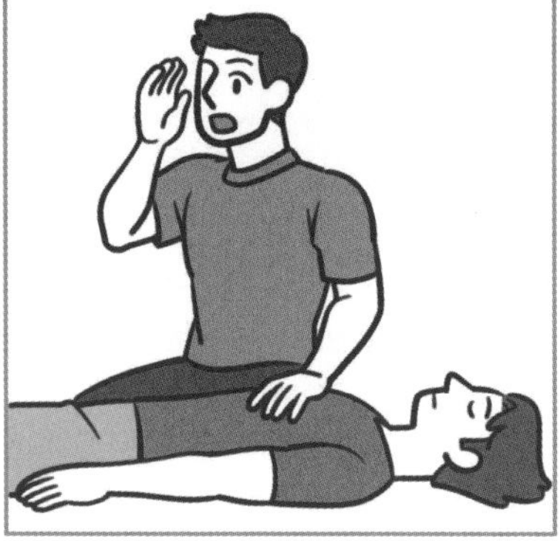

❸ 找出正確的位置

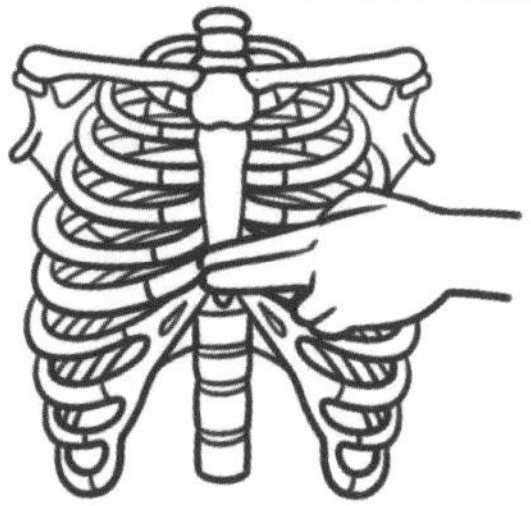

兩乳頭連線中央

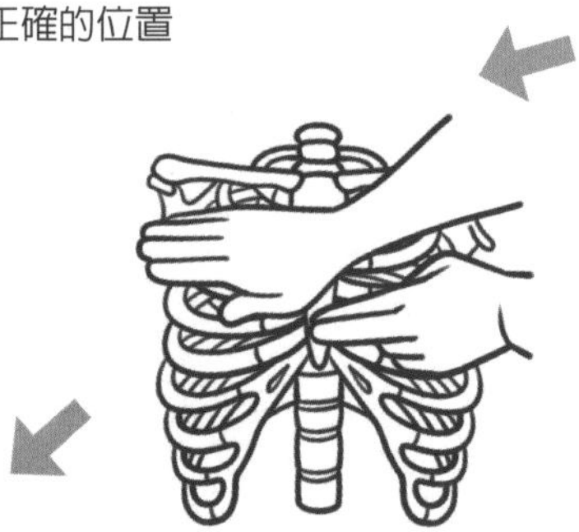

在胸骨下端定位

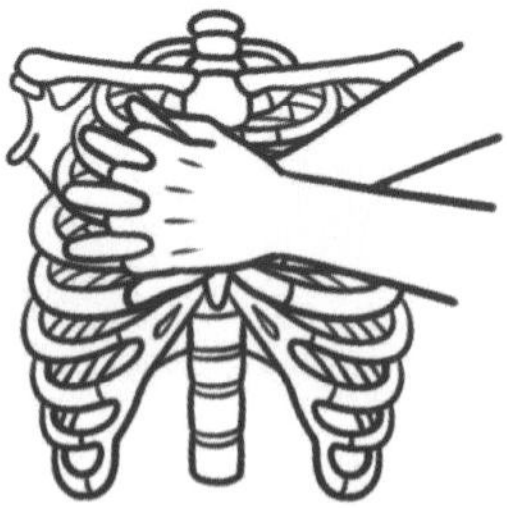

手掌根置於胸骨上的正確位置

❹ 進行多次胸外按摩

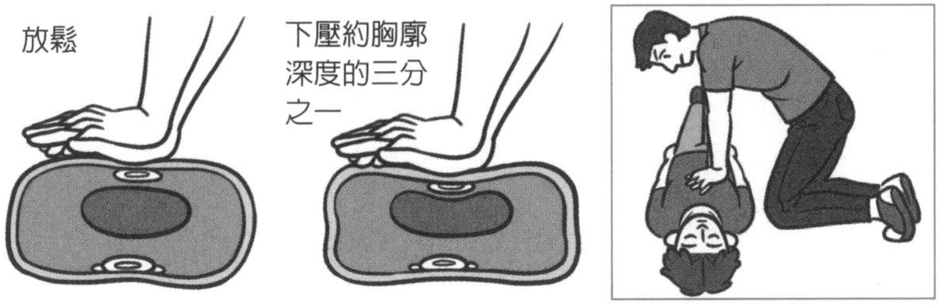

效果評估：1 分鐘後評估脈搏

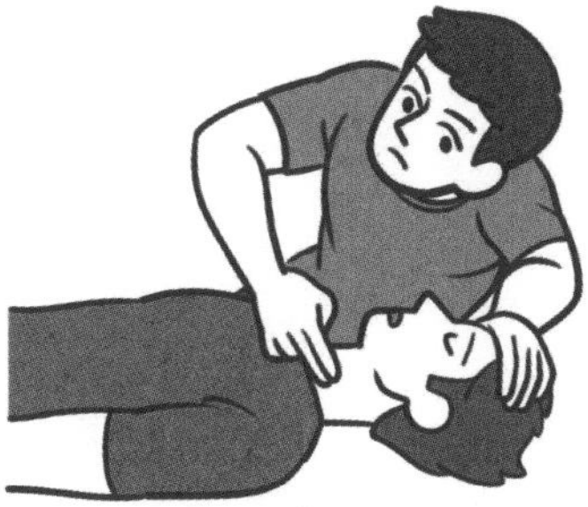

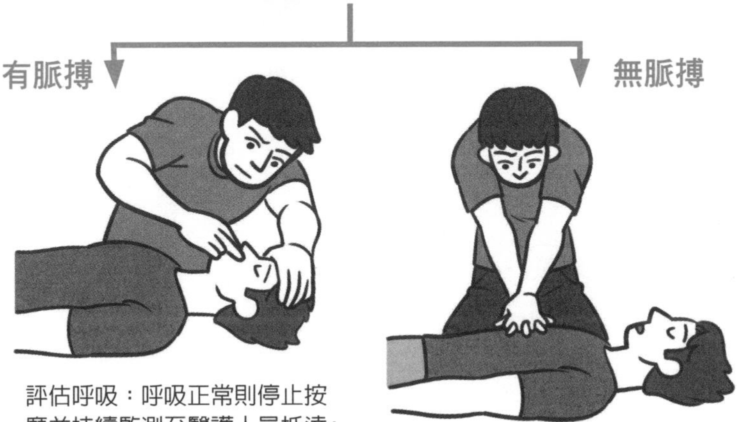

評估呼吸：呼吸正常則停止按摩並持續監測至醫護人員抵達；無呼吸則進行人工呼吸或持續胸外心臟按摩。

繼續胸外心臟按摩

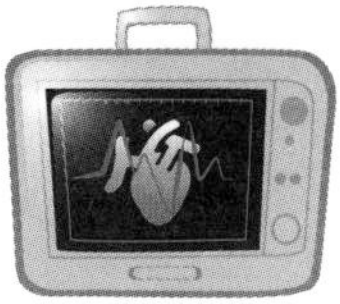

自動體外心臟去顫器的使用

心臟衰竭與心肌病變、冠狀動脈病變有關，發生心臟衰竭的患者死亡率相當高，尤其是六十五歲以上的患者，有25％可能會因為心室顫動而造成死亡。當患者出現心室顫動時，會有心悸、冒汗、頭暈、喘氣及胸痛、暈厥等症狀，如果發作超過五分鐘沒有妥善處置，就會因為腦部缺氧成為植物人，其中大約80％的患者無法及時送醫。

目前有許多公共場合設置傻瓜電擊器「AED」，也就是所謂的自動體外心臟去顫器。只要民眾看到有人倒地不醒，就可以透過自動體外心臟去顫器施行急救。一般來說按下開關後，依據語音指示就能順利操作。根據統計，由於日本公共場所的自動體外心臟去顫器設備相當普及，因此在公共場所發生心臟停止症狀的民眾，存活率高達38％。

自動體外心臟去顫器的使用方式很簡單，取下自動體外心臟去顫器（AED）

後，打開電源，即有語音引導接下來的使用步驟。步驟如下：

1. 打開電源。

2. 將電擊貼片貼於患者右鎖骨及左心尖外側，並且檢查貼片導線是否與機器連接。

3. 當機器開始感應患者心律時，會發出不要碰觸患者的指令。此時，所有人的手必須離開患者的身體，包括施行CPR的人也需暫停。接著，機器會開始分析心律大約10秒鐘。

4. 當分析結果顯示需要電擊時，電擊器會自動充電，同時電擊按鈕會閃燈。當閃燈停止閃爍而轉變為持續亮燈時，機器會發出長嗶聲，此時表示充電完成，施救者應確認所有人沒有碰觸到患者，並且儘快按下電擊鈕，按下後機器便會立刻放電。

5. 電擊完畢後，應立即恢復不間斷的CPR，也就是持續壓胸。

在救護車來到之前，若自動體外心臟去顫器分析心律的結果判定為不需要電擊，語音指示也會提醒施救者繼續進行CPR。

要特別注意的是，使用自動體外心臟去顫器，如果環境潮濕，旁邊的人也可能會受到電流影響，因此，如果遇到溺水或是身體潮濕的患者時，應先將患者移至乾燥的地面上，並且盡快將患者胸部局部擦乾，然後再使用自動體外心臟去顫器，以免電流影響其他人。

目前國內公佈有八類公共場所應設置AED設備，包括「交通要衝」、「長距離交通工具」、「觀光旅遊地區」、「學校、大型集會場所或特殊機構」、「大型休閒場所」、「大型購物場所」、「旅宿場所」，以及「大型公眾浴場或溫泉區」等場所，以提供緊急救護用途。因此，如果在這些場所發生緊急的心肺停止急救事件，可以依照指示牌引導，就近借用自動體外心臟去顫器（AED）設備進行急救。

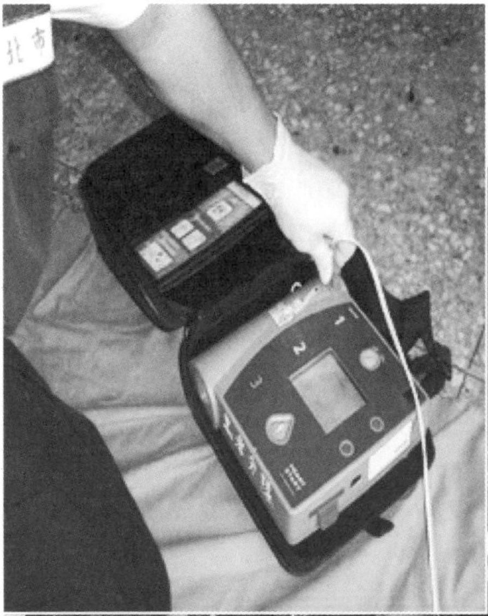

AED 操作圖

自動體外電擊器之使用

連接電擊貼片

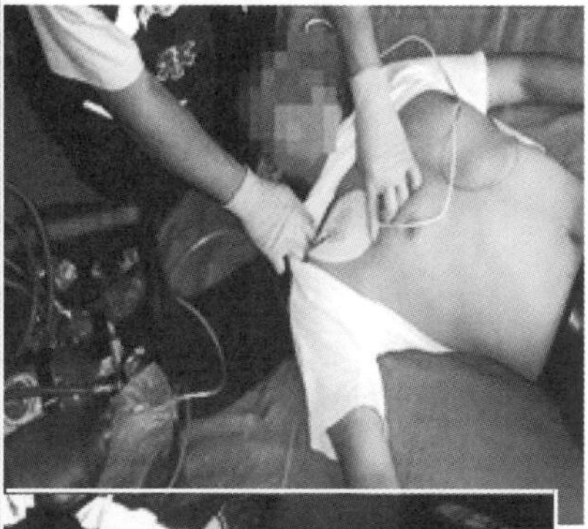

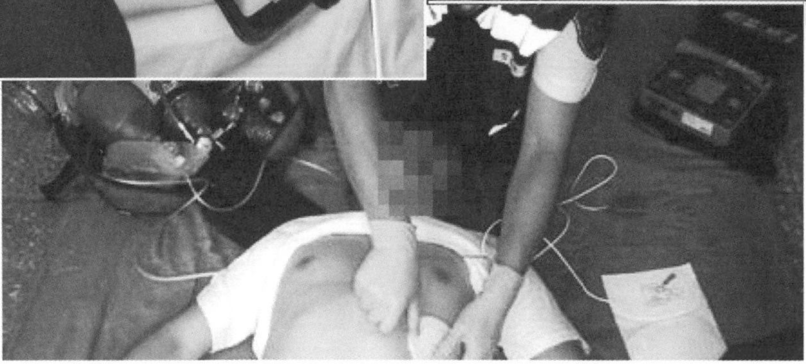

AED 操作：先確認無人接觸病患，依指示給予電擊。

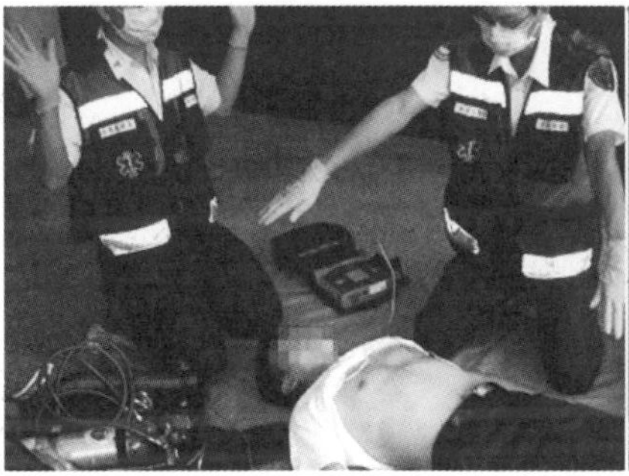

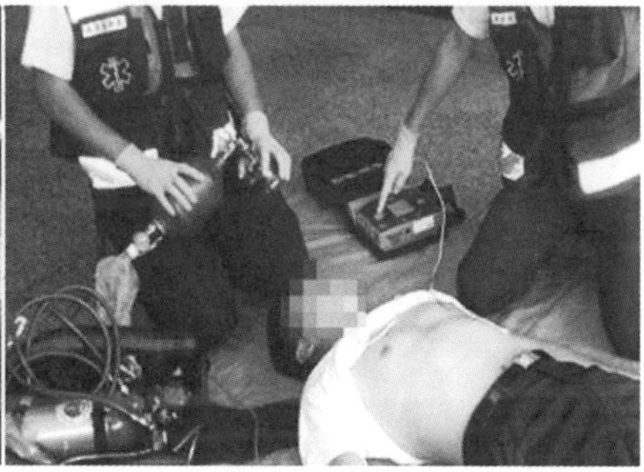

自動體外電擊器（AED）及操作圖示（叫叫 CD）

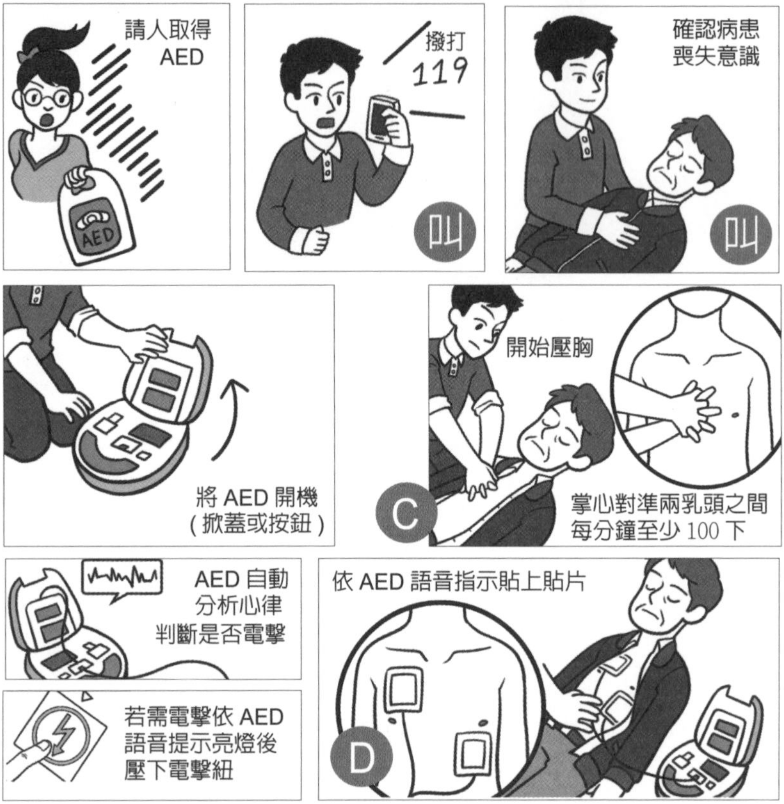
請人取得
AED
撥打
119
叫
確認病患
喪失意識
叫
將 AED 開機
（掀蓋或按鈕）
開始壓胸
C
掌心對準兩乳頭之間
每分鐘至少 100 下
AED 自動
分析心律
判斷是否電擊
依 AED 語音指示貼上貼片
D
若需電擊依 AED
語音提示亮燈後
壓下電擊紐

AED 操作：先確認無人接觸病患後，再依指示給予電擊。

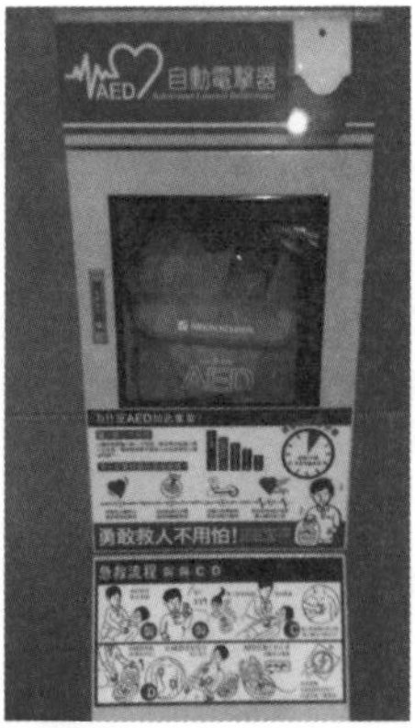
AED 自動電擊器
勇敢救人不用怕!

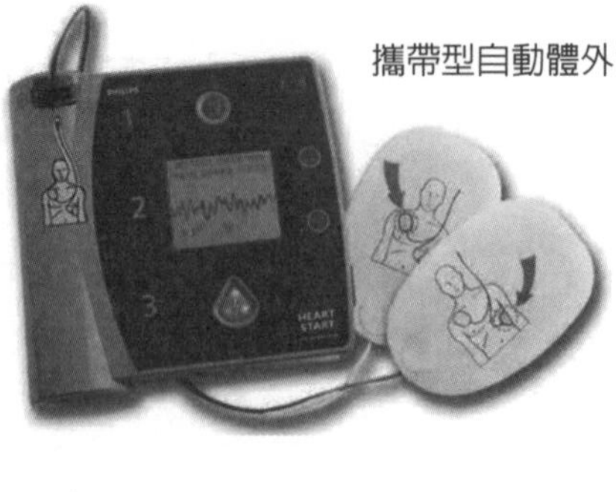

攜帶型自動體外電擊器

公共場合配備的自動體外電擊器

補充說明
C：Circulation，評估循環系統及心臟按摩
D：Defibrillation，電擊去顫

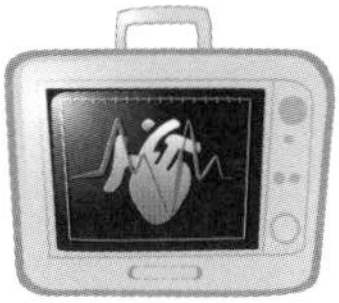

心肺停止急救程序

當發現身旁突然有人昏倒、失去意識，甚至沒有呼吸，此時，一旁的民眾可立即展開急救，美國心臟學會將此急救步驟稱為「叫叫CAD」。程序如下：

1. 呼喚昏倒民眾，確認患者有無意識、呼吸。
2. 請人打電話通報119。
3. 進行心外按摩。
4. 打開呼吸道，檢查口中是否有異物。
5. 找到自動體外心臟去顫器（AED）之後，即刻準備使用AED電擊器。
6. 打開電源，貼上貼片。
7. 機器開始感應患者心律，依指示按下電擊鈕。
8. 電擊完畢後仍應持續壓胸CPR，直到救護車抵達。

如果對不認識者有疑慮，可省略人工呼吸，但是壓胸要確實做到。

根據臨床統計，如果患者倒下、昏迷之後，沒有施行CPR及AED，十分鐘後才送至急診，其存活率低於2％；若患者倒下後，立即有人施行CPR，且六、七分鐘內救護車抵達，並施予電擊，存活率則提高為20％；但是附近民眾若能立刻進行CPR，而且在四分鐘之內找到自動體外心臟去顫器（AED）幫患者施予電擊，然後儘快送醫，其存活率則會超過50％。由此可見，即時施行CPR與儘快使用自動體外心臟去顫器對於挽救患者生命的重要性。

心肺復甦術（叫叫 CAD）

叫

❶確認患者有無意識與呼吸

叫

❷打電話通 119，取出 AED

C

❸進行心外按摩
做 30 次心臟按摩術

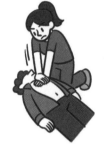

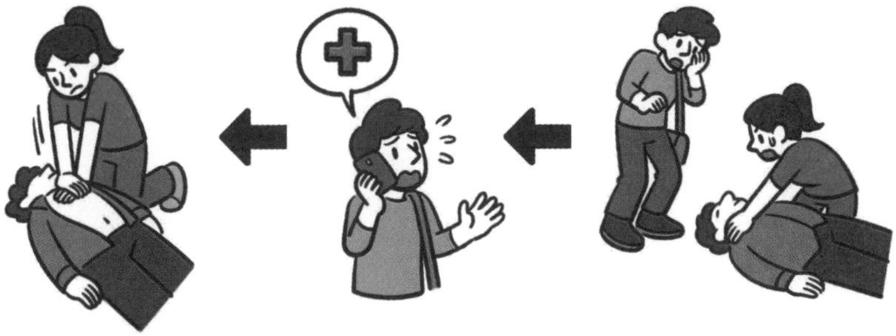

A

❹暢通呼吸道

D

❺使用 AED，進行急救

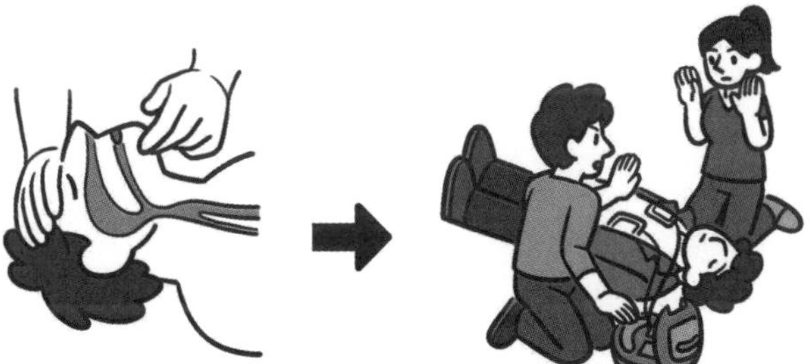

補充說明

A：Airway，評估呼吸道
C：Circulation，評估循環系統及心臟按摩
D：Defibrillation，電擊去顫

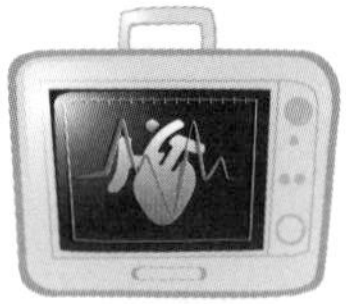

護心血管的健康飲食

均衡飲食是重要的生活習慣，尤其是慢性疾病，例如：心臟病、高血壓、糖尿病等，皆與飲食有著密切的關聯。換句話說，飲食習慣會影響疾病的發展。對於心律不整的飲食，應注意以下幾點：

1. 避免高熱量、高油脂、高膽固醇的食物

減少食用高脂肪、高膽固醇食物，例如動物性脂肪、肥肉、動物內臟等。過多的脂肪不但會造成肥胖，還會引起高血脂，長期性的高血脂是導致動脈硬化的主要因素。在油脂方面應減少動物性油脂，少吃動物肝臟、魚子等含膽固醇高的食物，多選用富含卵磷脂及無機鹽的黃豆。此外，魚油對於預防心血管病變也有幫助，新鮮或冷凍魚肉都是魚油的最佳來源，鮪魚、鮭魚中富含 omega-3 脂肪酸，可預防心律不整、猝死。

2. 礦物質及微量元素

攝取足夠的鎂與鉀，有助於平衡鈣的作用以減緩心跳及心肌收縮，改善心搏過速的情形，含有鉀、鎂的食物，以蔬菜水果含量最多。一般來說，人體攝取鉀的含量正常為3.5～5.5mg/dl，過量的話會引發心律不整，甚至心臟衰竭，因此只要攝取足夠的量即可。

含鎂的食物有豆類、堅果類、燕麥、甘藍菜、花椰菜；含鉀的食物有香蕉、芭樂、葡萄、蘋果、莧菜、海帶、牛肉、鱈魚。含鈣的食物有牛奶、起士、乳酪、乳製品。

微量元素中，硒能保護心臟，防止病毒感染；鉻能強化胰島細胞，預防糖尿病，還能抑制膽固醇吸收，減緩或預防冠心病；含鈣食物對緩和心跳速率與心肌收縮頻率也有助益。

3. 減鹽

日常生活減少鹽分攝取是很重要的，許多患者因為患有高血壓而引起心血管病變，只要改善高血壓就能改善心臟的情況。攝取過多的鹽分，會導致鈉水滯留，增加血容量，加重心臟負擔，使血壓變高。患有高血壓的人，每日鹽攝取量建議控制在六克以下，包括食鹽、醬油以及食物中所含的鹽分。換句話說，有些醃製類的食物，或是經過滷製的食物，所含的鹽分也都包括在內。因此，平時飲食習慣重口味的患者，需要調整為較清淡的口味，多食用蔬菜、水果、豆類、根莖類，這些食物都富含豐富的鉀，可以幫助身體將鹽分排出體外，抑制血壓升高，比如地瓜、大豆、紅豆、菠菜等都含有豐富的鉀。

4. 消除肥胖

肥胖者飲食習慣通常是不吃早餐或太晚吃晚餐。不吃早餐會使身體陷入短暫的肌餓狀態，在下一餐時吸收更多的熱量；而身體到了夜晚，便會分泌荷爾蒙提升吸收營養的效率，加上就寢時的新陳代謝較白天低，因此太晚進食便容易使脂肪囤積在體內。根據臨床研究，肥胖男性得到心房顫動的機率比正常ＢＭＩ的男性增加52％，肥胖的女性比起正常ＢＭＩ的女性，發生心房顫動則風險高出46％。心血管病變與肥胖都有關聯，醫學研究已經證實體重過重會造成心室擴大，也會改變心臟電氣傳導系統的穩定性。因此，為了消除肥胖，一定要養成吃早餐的習慣，並且細嚼慢嚥，避免飲食過量。控制每日熱量攝取量，每餐也不宜過飽，避免刺激性食物，以免加重腸胃負擔，引發心臟疾病發作。肥胖者的共通飲食習慣都是攝取過多的熱量，加上新陳代謝變慢或內分泌失調，容易使脂肪囤積體內，許多心臟疾病例如冠狀動脈心臟病、高血壓、高血脂、糖尿病、心律不整與肥胖都有密切關係。

5.膳食纖維

每日攝取足夠的膳食纖維，除了能幫助腸胃蠕動以排便，加速新陳代謝減少低密度膽固醇囤積體內，還能降低罹患心血管疾病的風險及發生心肌梗塞的機率。多食用富含水溶性膳食纖維的食物，例如木耳、燕麥片等，熱量低又有飽足感，是預防動脈硬化及降低三酸甘油脂的保健食物。膳食纖維素能促進膽酸排泄，減少體內膽固醇，有利於心臟疾病的防治。全穀類、全豆類及蔬菜、水果等食物都富含纖維素。根據臨床研究，每天攝取二十六克以上的纖維素，可以降低罹患心臟疾病的危險。

6. 維生素

豐富的維生素不但有助於心臟健康，也是人體維持正常運作的重要營養素。

維生素C能改善冠狀動脈的血液循環，保護血管內皮細胞，還能降低血中有害的膽固醇。富含維生素C的食物包括柳橙、奇異果、葡萄柚、番茄、芭樂、芥藍菜等；維生素E具有抗氧化作用，防止不飽和脂肪酸過氧化，保護心肌，預防血栓。含有維生素E的食物有麥芽、核果類、植物油等；菸鹼酸則能擴張末梢血管，防止血栓形成，降低血中膽固醇含量。富含菸鹼酸的食物有瘦肉、魚、蛋、牛奶、乳酪、芝麻、綠豆、全麥製品、糙米、胚芽米、啤酒酵母、香菇、紫菜等。

少鹽
每日應控制
在 6 克以下。

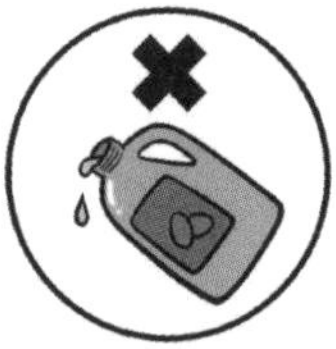

少油
每日應控制
在 50 克以下。

少糖
能避則避。

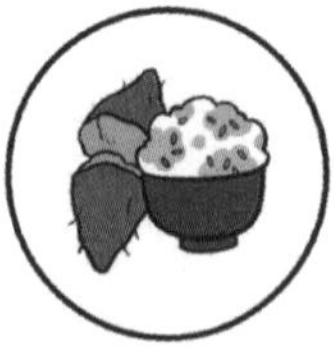

高纖維
以地瓜、燕麥
或糙米取代白飯。

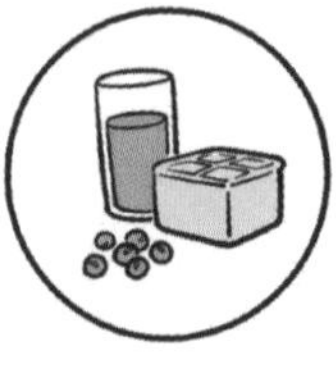

蛋白質
以豆類取代肉類。

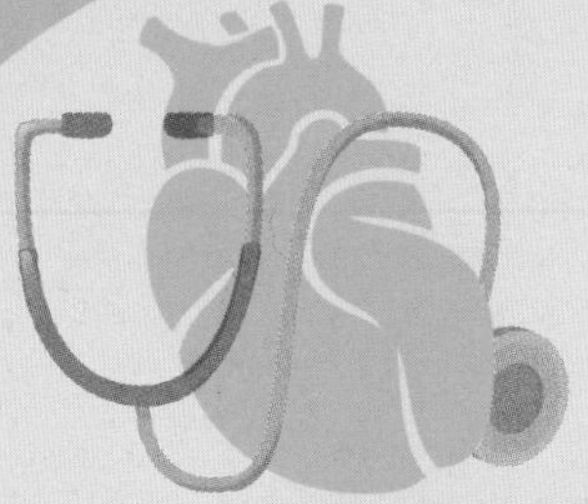

PART 5

給心臟患者的忠告

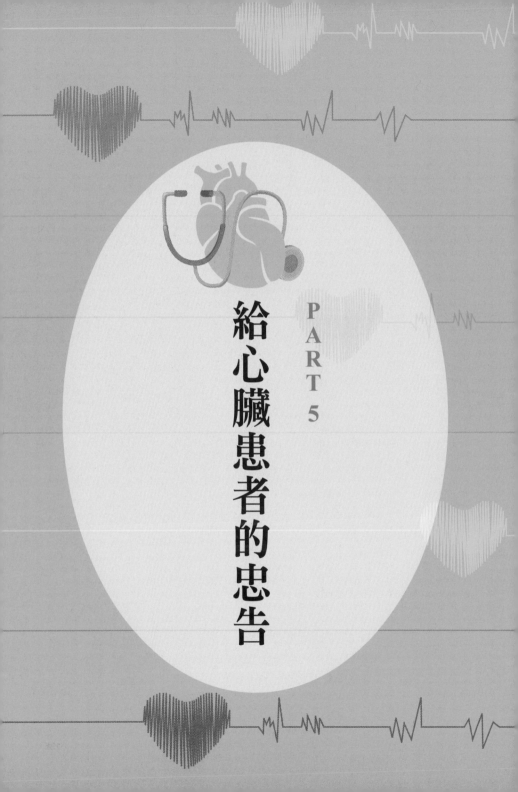

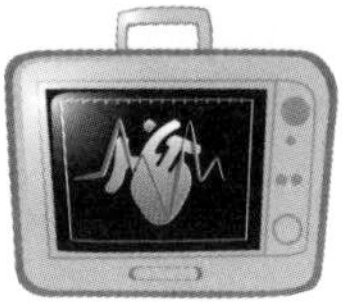

心臟病患者日常飲食禁忌

心臟病是非常嚴重的一種疾病，如果不小心照護預防，可能會有猝死危機。根據調查，患有心臟病的人非常多，其中原因和生活、飲食習慣有密切關係。對於心臟病患者來說，很多食物都是不能吃的，以下概述心臟病患者不能吃的食物與其原因：

1. 刺激性食物

心臟病患者不能食用過於刺激的食物，興奮性的藥物也不能吃。刺激性食物，多指辛辣的調味料與蔬果，如辣椒、胡椒等。另外，菸酒也會對患者造成負擔。

2. 適量攝取鹽分與糖分

調味料對於身體而言，都屬外來品，故飲食烹調上應取得平衡，避免造成負擔。

3.少量多餐

心臟病患者不能吃的太多，每天可以進行四至五次的進食，分量儘量要少，以減少餐後胃腸過度充盈及橫膈抬高，避免心臟工作量增加。晚飯應早些吃，宜清淡，晚飯後不進或少進任何食品和水分。

4.適當限制蛋白質和熱量攝取

減少攝食動物性脂肪、海鮮類、內臟及過多蛋黃。

心臟病是自己需要重視的一種疾病，做好生活中的護理至關重要，心臟病患者的飲食一定要控制好，不該吃的食物儘量避免。心臟病患者還需要定期做好檢查工作，一旦異常就要儘早就醫！

心臟病患者的健康金字塔

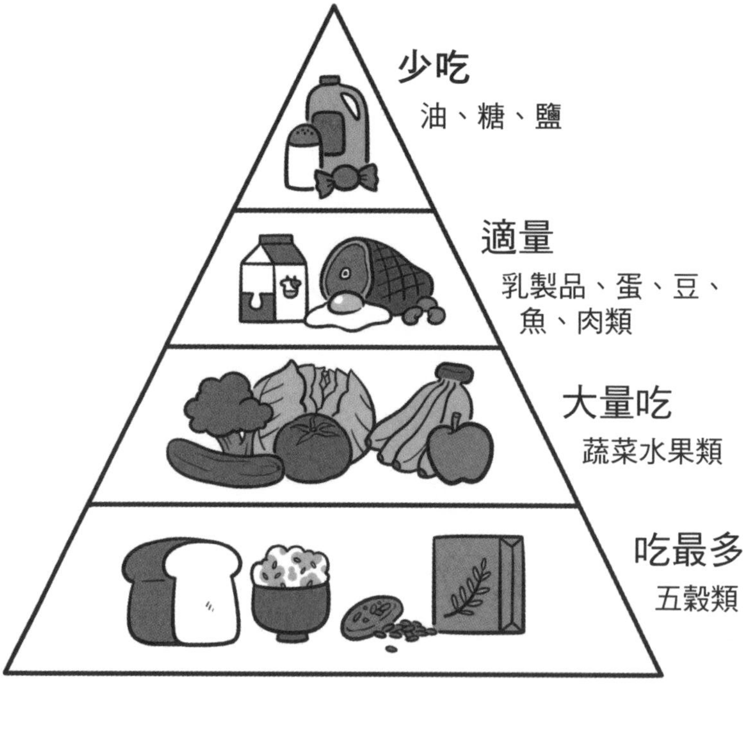

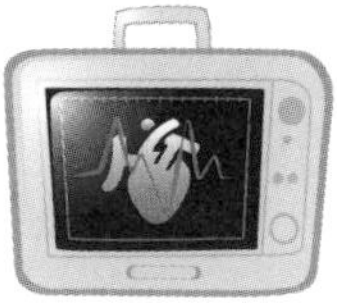

心臟病患者絕對禁止的壞習慣

生活就是互相關聯，因果循環，對於心臟病來說也是一樣，心臟病的發生不可能無緣無故。日常中不當的生活習慣，就有可能會招致心臟病。

1. 調味過量，吃太鹹吃太甜都不對

鹽分攝取過多不僅會提高血壓，也會將膽固醇升高，促使動脈粥狀硬化。據美國研究顯示，飲食中含大量甜飲料或愛吃甜食的孩子，成年後心臟病風險會大大增加。

2. 能坐就坐，不愛運動

愈來愈多的「宅男宅女」和辦公室「久坐族」，在享受「坐」得舒坦的同時，還要防止「坐」以待「病」、甚至「坐」以待斃。因為久坐會導致人體內新陳代謝的改變，影響脂肪代謝，減弱酶的活性，使得血液中的脂肪及三酸甘油脂含量上升，

血中黏度升高，血流緩慢，容易形成血栓，增加患心臟病風險。

3.生活壓力過大，心情抑鬱

情緒起伏大是心臟大敵，而抑鬱首當其衝。因為抑鬱通常和焦慮相伴，晚上的睡眠質量也會變差。心臟得不到休息，血壓、心率自然就會升高，對心臟也是個負擔。建議有了困難多和家人朋友溝通，避免發怒、大悲大喜。儘量保持情緒上的穩定。

4.大量飲用酒或咖啡，增加身體負擔

國內外很多研究證實，適量的酒精和咖啡能產生抗氧化物質，保護心臟。但過量飲用弊大於利。因為過量的酒精和咖啡會使心率加快、血壓升高，易提高心臟病發作的機率。如果是長期酗酒的人，更會破壞心肌而造成酒精性心肌病變，久而久之導致心臟衰竭。

5.餐餐分量超標，暴飲暴食

人在過量進餐後，胃腸道需要大量的血液消化食物，而流入心腦血管的血液大大減少，對於血管本來就有供血不足的人，一頓飽餐很容易就誘發了心梗、腦梗。長期飽食的人容易肥胖，如果運動不夠，脂肪會愈積愈多，血管裡容易形成脂質斑塊，如果發生在心腦血管上，就會引起冠心病、腦中風。養成好的進餐習慣非常重要，平時吃飯最好吃七八成飽或是少食多餐，並且營養要均衡。

6.夜夜笙歌，性生活縱慾過度

適度、愉悅的性生活會讓人心情舒暢，但放縱的性慾會讓心臟造成些許程度的影響。特別是當過度興奮時，有心血管疾病患者的心臟血管可能會突發心肌病變。

7.恐怖的有害物質，吸菸或二手菸

雖然很少有人因為抽一根菸突然心臟猝死，但吸菸對於心臟的損害是長期且頑固的。吸菸的人發生心肌梗塞的風險是常人的三倍。

有充足的休息和健康的良好習慣，才能減輕心臟的負荷。患者要根據自身病情合理安排生活、勞動和休息。確保適當的腦力休息和充足的睡眠，必要時可在醫生指導下服用助眠藥。開刀術後的病患當心臟功能改善後，要儘早做適當的活動，可以防止靜脈血栓的形成。

心臟病患者須遠離的七大壞習慣

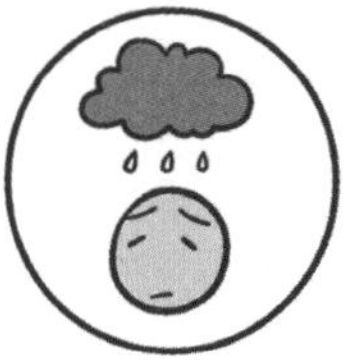

心情鬱悶

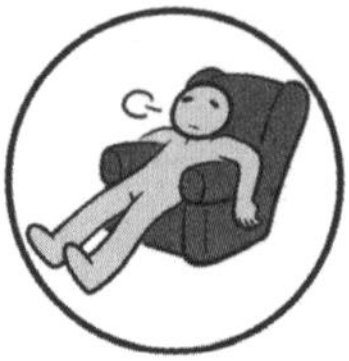

不愛運動

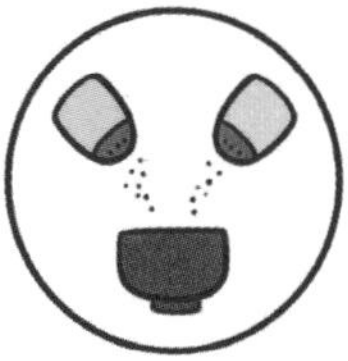

飲食調味太鹹太甜

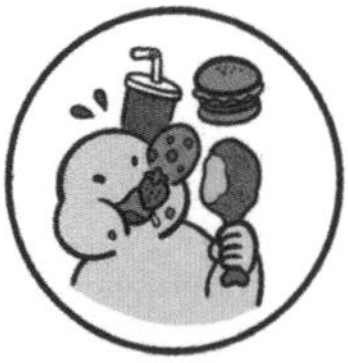

暴飲暴食

酒精 / 咖啡過量

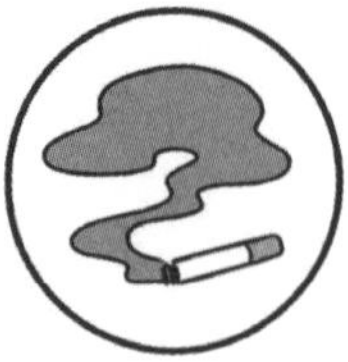

抽菸 / 二手菸

過度性生活

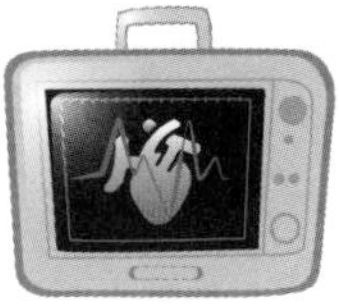

心臟病者如何運動

適量的運動對維持心臟健康是很重要的，現今有許多人缺乏運動，常以交通工具代替走路，下班後就躺在沙發上看電視，週末休假不是睡很晚，就是整天上網、滑手機，其實都潛伏著許多罹患慢性病的危機。運動對人體的好處非常多，可以維持標準體態、增加好的膽固醇、提升血管的彈性、降低血壓，預防心臟疾病。此外，平時養成規律且適度的運動也能改善睡眠品質，提升抗壓性。

心臟病患者適合哪一種運動，並要特別注意哪些運動原則呢？運動分為許多種類，要預防心臟病，有氧運動是最好的選擇。對於心律不整及其他心血管疾病患者的運動原則，要把握等張有氧運動，以及規律、適量的原則。

1.等張有氧運動

在日常生活中養成等張有氧運動的習慣，對於促進心肺功能非常有幫助。所謂等張有氧運動，也可稱為有氧運動，是指運動時會運用到大塊肌肉，進行有節奏、反覆性的動作，以促進血液循環與心肺功能。在進行有氧運動的過程中，會充分吸進氧氣，持續活動肌肉。有氧運動包括走路、慢跑、騎自行車、游泳等，對強化心臟、降低心臟病發作很有助益。

2.運動頻率與強度

心臟病患者的運動頻率，最好保持一週三至五次，每次至少三十至五十分鐘，運動時每分鐘心跳維持在120～130左右。心跳頻率依年齡及個人狀況不同而有所調整，一般來說，以「（220-年齡）X0.65=運動時一分鐘的心跳數」這個公式來計算大約的運動心率。但是，若無法達到應有的心跳數也不要過於勉強，只要長期規律地進行適量的有氧運動，一樣可以達到增進健康的效果。

3.向醫生諮詢，從少量、短時間做起

心臟病患者在開始運動之前，針對適切能負荷的運動量、運動項目與注意事項

等請教醫師，聽從醫師的建議之後，再開始進行運動。此外，以往沒有養成運動習慣的人，突然從事激烈運動也會加重心臟的負荷，引起危險的心律不整。最好是從較短的時間漸漸增加，先讓身體習慣運動，再慢慢增加運動量。

4.應該避免的事項

心臟病患者應該避免在用餐完或是洗完熱水澡之後馬上運動，先休息二個小時左右，運動前也要避免咖啡因及酒精，如果運動中發生胸悶、胸痛或是呼吸困難，要立即停止並且儘快就醫。

有氧運動和無氧運動的差別

	有氧運動	無氧運動
能量來源	糖、脂肪、蛋白質	三磷酸腺苷、磷酸肌酸、糖
強度	低、中	大
持續時間	較長	不超過三分鐘
個人感覺	運動中還能說話、少量出汗	感覺很累，大汗淋漓，無法說長句
代謝產物	水、二氧化碳	乳酸
運動形式	慢跑、長泳、自行車	衝刺跑、健身器材

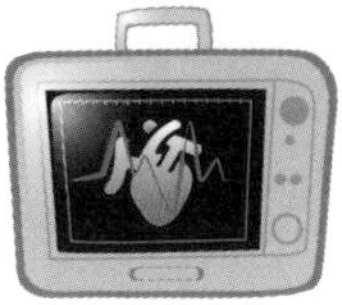

對心臟有益的運動及保健操

1.下彎暖身操

a.放鬆站立，雙腳張開與肩同寬。

b.上半身慢慢往前彎，下彎時吐氣，感覺膝蓋後方肌肉拉緊、微痠。

c.雙手下垂，儘量向腳背方向伸展。

d.維持下彎姿勢2～3分鐘。

e.慢慢吸氣、起身，將上半身往後仰。

f.後仰時間不宜過久，如果感到頭暈，就慢慢地往前恢復站立姿勢。

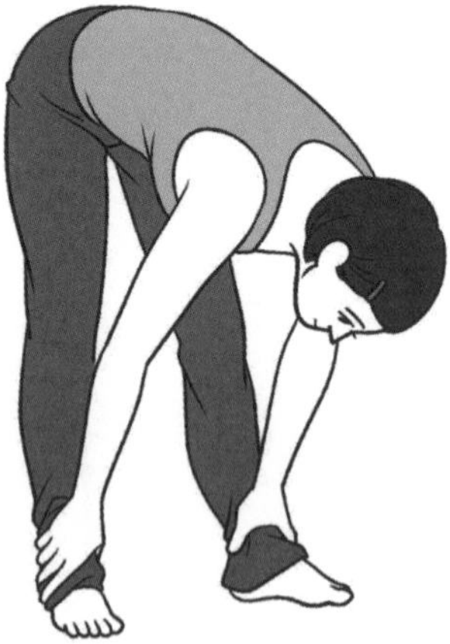

2. 側彎暖身操

a. 全身放鬆站立，雙腳張開與肩同寬。

b. 掌心相對，十指相扣。

c. 吸氣，慢慢將雙手向上舉高過頭，儘量伸直。

d. 身體維持朝向正前方，上半身向右側彎曲20秒。

e. 慢慢回到中央，身體仍然維持面向正前方。

f. 向左側彎曲20秒，再慢慢回到中央。

g. 左右各10次。

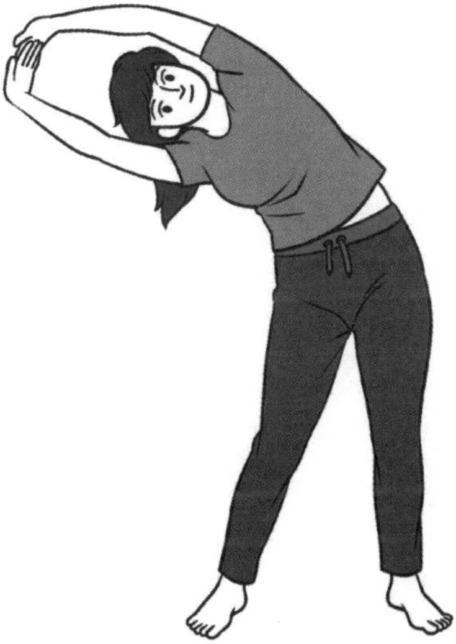

3.擴胸運動

a.雙臂抬高至臉部正前方併攏，掌心朝向臉部，雙肘靠攏。如果手肘無法靠攏，可以保持稍微打開。

b.吸氣挺直胸背，雙臂同時向左右緩慢打開至正側方。

c.兩臂保持與肩同樣的水平高度，吐氣，慢慢回到臉部前方併攏

d.來回20次。

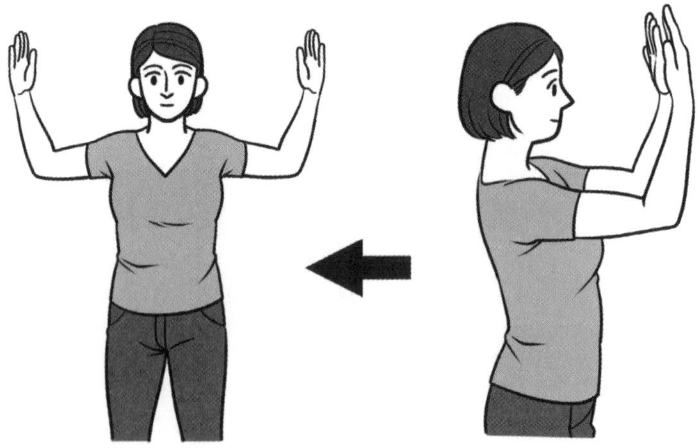

4.畫圈運動

a.雙腳與肩同寬站立，雙手於腹前交叉，手心朝向身體。

b.吸氣，雙手往外張開，慢慢往上抬起至頭頂上方，保持雙臂伸直，在身體前方交叉畫大圈圈。

c.雙手往上時吸氣，往下時吐氣。

d.單方向進行20次之後，再往反方向進行20次。

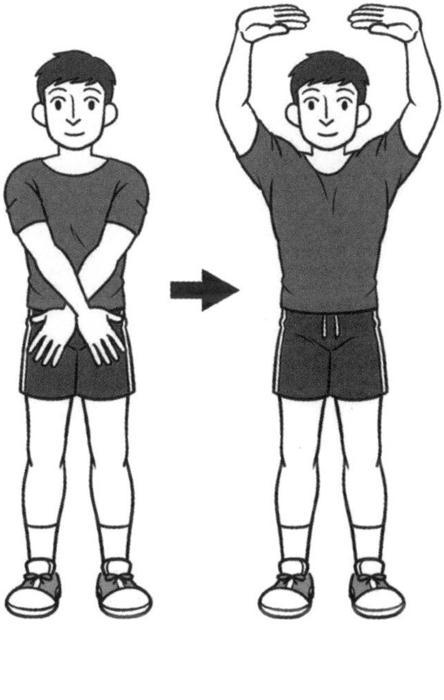

5.健走

健走對人體有數不清的優點，除了強化心肺功能之外，還能改善血液循環、防止老年癡呆、增強抗壓性等等優點。以下為正確的健走方法：

1.手臂前後邊搖擺邊走。
2.保持背部挺直。
3.儘量維持往前直走。
4.每次至少1~2公里，或是一天一萬步以上。

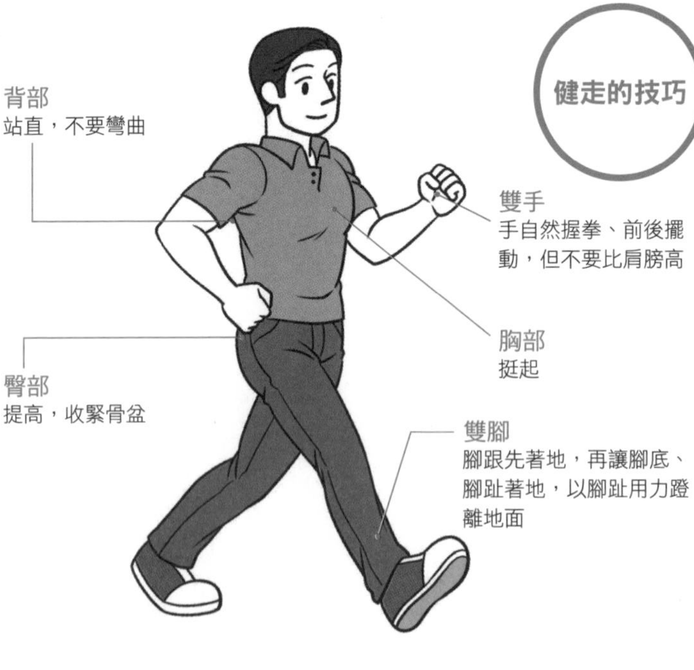
健走的技巧
背部
站直，不要彎曲
雙手
手自然握拳、前後擺動，但不要比肩膀高
胸部
挺起
臀部
提高，收緊骨盆
雙腳
腳跟先著地，再讓腳底、腳趾著地，以腳趾用力蹬離地面

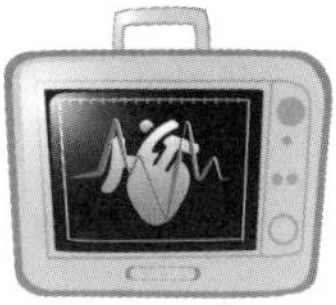

季節變化應該要注意甚麼

心血管疾病患者，最怕遇見季節轉換的時候，天氣逐漸轉涼，早晚溫差變化大時，心律不整就很容易突然發生，甚至引起心因性猝死。臨床上就有許多高血壓患者，在季節轉換時，因為沒有控制好血壓，導致心律不整發生。

根據衛生署統計，心血管疾病居國人十大死因中的第二位，其中主要原因之一為心臟病引起的心因性猝死。

心血管忽然受到冷空氣就會收縮，容易發生急性病況，提醒心律不整及心血管疾病患者對於季節或溫度的改變，要多加警覺。以下有幾點需要特別注意：

1.注意保暖衣物

雖然人體本身已經具備了保持體溫的組織及構造，但身體機能仍有一定的限度，自體保暖機制也會隨著年齡漸增而下降。因此，為了維持身體的溫度，我們也需藉由添加衣物來順應外界的溫度。

春天及夏天室外的溫度偏高，許多人整天待在冷氣房中，當走出室外時，過大的溫差便會造成身體疲倦，甚至不適。秋冬季節，溫度偏低，早晚溫差大，更加容易引起心血管疾病發作。因此，除了選擇棉質或排濕性較好的衣物，因應流汗或濕度較高的環境，夏天應該準備薄衫，冬天則需添加保暖大衣，隨時注意穿脫衣物，調節身體溫度。

2. 洗臉與沐浴

有人喜歡洗冷水澡，認為這樣對於身體健康有幫助，但是對於有心血管疾病的患者來說，這種作法並不適合。在冬天寒冷的日子，千萬要避免突然性的冷水淋浴，別讓身體處於寒冷的狀況。此外，洗臉、洗手時也儘量使用溫水，避免造成身體溫度過低。

3. 飲食

心血管疾病患者在生活起居以及飲食上應該要有所調整，才能避免發生急性病況。首先最重要的就是戒菸，在飲食上應遵守少油、少鹽、少糖及高纖的原則，避免油炸食物及內臟等高油脂及高膽固醇的食物，多吃蔬菜與水果，養成運動習慣，維持正常體重。服藥中的患者，應該遵照醫師囑咐，按時服用處方藥物，以便控制血壓、血糖與血脂。

4.運動

雖然適量的運動對於健康有益處，但心臟病患者應避免於溫度較低的清晨進行慢跑，很容易因為溫度變化過大而引發心律不整，甚至招致猝死。有心血管疾病的人，尤

心臟易產生異常的五大時機

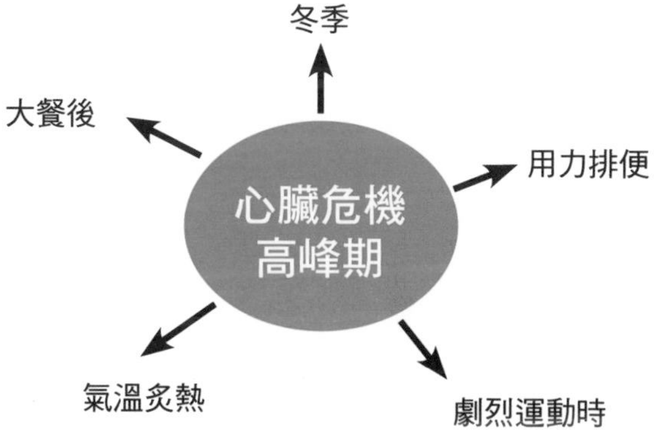

其是中、老年患者，最好平均一年進行一次健康檢查，同時聽從醫生建議，決定適合自己的運動量及運動形式。平時也應定期抽血檢驗三高、腰圍及體重，每天早晚固定量測血壓及心跳，一旦發現不正常的現象，就應積極就醫診治。

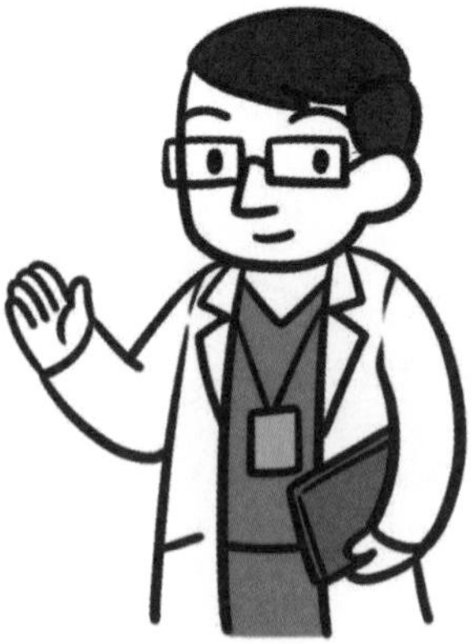

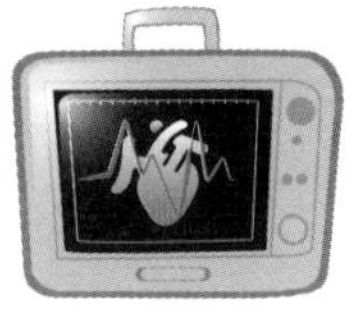

心臟疾病與泡湯

泡湯在近年來成為熱門的休閒活動之一，泡湯不但能促進血液循環及新陳代謝，不同成分的溫泉對人體還具有不同的功效，例如舒筋活骨、養顏美容等。但是，溫泉設備的入口，往往貼有「心臟病患勿進」的警示標語，病患是否真的不能泡溫泉呢？

不穩定的心臟病患者不適合泡溫泉。尤其是心肌梗塞、不穩定心絞痛、嚴重心臟衰竭以及嚴重心律不整的患者。

因為溫泉的溫度較高，會使全身的血管擴張，心跳加速，此時血液會停留在週邊的血管內，心輸出血量會明顯減少，加上心跳速度加快，使得心臟的負荷相對增加，在血液供應不足、負擔增加的情況之下，心率過速可能會導致其他心臟疾病發作。

但是有心臟病的患者，如果在病情控制得宜的情況之下，泡溫泉時也一定要有人陪伴，過程中若感到不適就應該即刻停止。此外，泡湯時最好選擇空氣流通的室外開放浴池，不要在單獨的密閉空間中，泡湯的時間也以不超過十分鐘為宜。

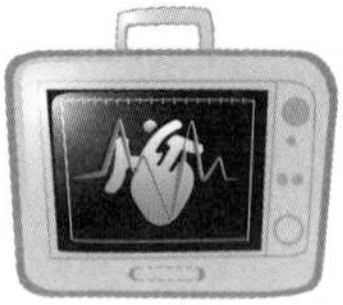

心臟疾病者搭機要點

當飛機起飛後，坐在座位上休息，避免飲用機上烈酒等刺激性飲料，可以選擇果汁或是礦泉水，並且記得按時服藥。

如果飛行時間超過四小時，就會容易造成身體疲累、四肢僵硬、下肢水腫等情形，每隔三十分鐘應該起身活動一下，避免血液循環不良，產生機艙症候群。

此外，在旅遊前應該讓同行的人還有導遊（領隊）了解自身的情況，萬一有狀況發生，領隊人員能及時處理。

在機艙內可以進行以下幾個伸展活動，保持血液循環順暢：

1. 雙手十指交錯於頭部後方，將手臂高舉、放下，促進上肢血液循環。
2. 下肢來回擺動，腳趾頭也輪流活動，促進下肢血液循環。
3. 站立時墊起腳尖數秒，在放下，輪流幾次，幫助下肢肌肉群收縮，恢復活力。
4. 彎腰及後仰，有助於放鬆背部肌肉。

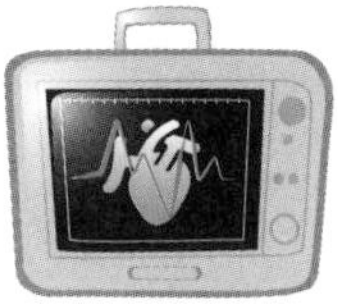

心臟病患的旅行

如果知道自己有心血管疾病，許多人就會避免外出或是長途旅行，心臟病患者是否真的不能外出旅行呢？其實，只要注意以下幾點，心臟病患者還是可以到處旅遊，對於放鬆心情、調養身心也有很大的好處。

1. 定時服藥

如果醫生有開立處方藥物，外出時一定要隨身攜帶並按時服藥，將病情控制在穩定的狀態，即使沒有出現心臟不適的症狀，也要規律地服藥。外出旅行之前，最好連同附有藥物名稱、劑量的包裝袋一同放入隨身行李中，保障用藥安全與以備不時之需。

2. 經過醫師評估

外出旅行前，最好能夠回診並與醫師討論，請教醫師若在外出現不適的情況時，自我處理的方式。醫師會為你準備足夠天數的口服藥物，如果患者有特殊的狀況，例如最近三個月接受過心導管檢查，或是植入心臟節律器、住院治療等情形，可以請醫師開立相關病情狀況，包括治療情形與特殊注意事項、用藥紀錄等等，出門前與重要證件放在一起，以防萬一需要海外就醫時，作為治療參考之用。

3.外出前先查詢當地狀況

心臟病患者在外出旅遊時，特別是出國旅行，應該先了解當地的天氣，請旅行社提供當地的天氣變化訊息，注意保暖衣物的準備，寧可備而不用。如果前往寒冷的國家，大衣之外，口罩、手套、圍巾及帽子都是必備的，可以避免患者因為突然的溫度落差而引起心血管病變。如果是前往亞熱帶國家，也別忘記注意防曬用品、薄外套、陽傘、遮陽帽等，避免讓身體處於溫度變化過大的環境。

此外，如果當地的飲食習慣是以油炸或是刺激性食物為主，都應與旅行社溝通是否可以提供較清淡的飲食。

4. 避免長途及長時間搭乘交通工具

如果一定會有長途及長時間搭乘交通工具的情況，要注意每三十分鐘需起身活動一下，避免久坐。此外，心臟疾病患者外出旅行，一定要有人同行，遇到緊急情況時才能及時幫忙處理。

5. 避免激烈活動

行程中如果有安排當地景點的熱門活動，例如高空彈跳、泛舟、拖曳傘、遊樂園等，除了要評估自身狀況之外，若活動貼有警告標語，提到有關於心臟疾病注意事項，應避免參加，以免因為過於刺激而造成心率過速。

心臟患者的旅遊四大守則

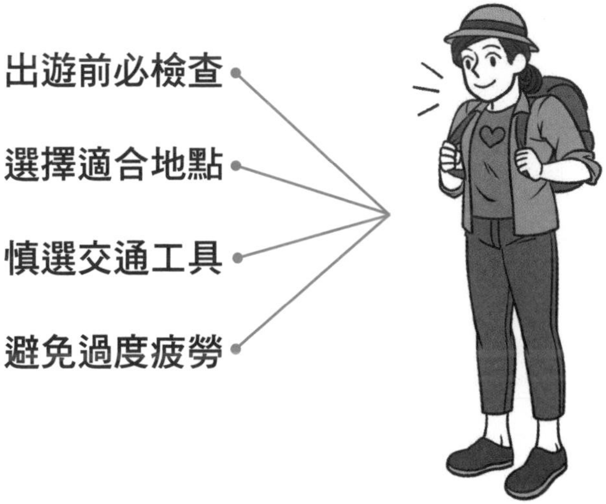
出遊前必檢查
選擇適合地點
慎選交通工具
避免過度疲勞

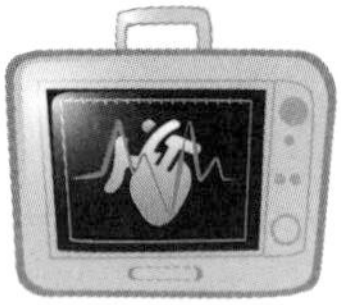

在國外求醫應注意什麼

出國旅遊最希望能快樂出門，平安回家，但是如果在途中出現心律不整或是心臟疾病的狀況，需要求醫時，應該怎麼辦？

1.準備病歷摘要

出國前準備行李時，應該將醫師開立的病歷摘要，及目前治療狀況、藥品名稱、劑量等資料放入隨身行李中，萬一有求醫的需要時，可以幫助當地醫生迅速掌握病情。

2.了解行程

當拿到行程表時，應該透過網路或是旅行社先了解在旅途中有哪些醫院可以處理自己的病況，才不至於在旅途中發生找不到醫院，延誤治療的情形。

3. 掌握病況

患者應該對於自身曾經發生的病況有所了解，並且採用之前與醫師溝通後的處理方式。

4. 求醫時注意事項

一旦需要就醫，應該請導遊或是領隊陪同前往，協助交通、位置及語言的溝通，避免因為對當地不熟悉，或是語言障礙而延誤病情。

就醫四守則

掌握病況	準備病歷
請領隊陪同就醫	了解行程周遭環境

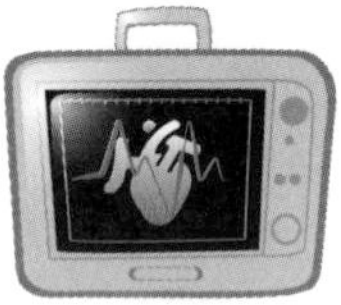

心臟保健食品的選擇

飲食跟我們的健康是習習相關的，但是食物種類這麼多，該怎麼選擇真是一項大考驗，大方向不外乎是「自然」，自然的食材隨手可得，但是往往經過烹調的方法與調味的不同，反而破壞了食材的營養素，亦或是將多餘的配料食下肚，造成身體的負擔。任一種營養素過多或是缺乏都不健康，都有可能導致疾病的產生。以下將針對心臟有益的營養素及飲食大原則做個介紹。

近幾年大家都在說抗氧化、抗老化，除了外在的自由基之外，在我們體內血脂肪的氧化更是造成心臟血管的硬化的最重要的原因。身體的自然法則就由含抗氧化性成分的自然食材來解救。天然的抗氧化劑有類胡蘿蔔素、異黃酮素、維生素C、維生素E及輔酶Q_{10}等等。

類胡蘿蔔素

一般人可能會認為類胡蘿蔔素與β－胡蘿蔔素是同一種類的營養素，其實是有差別的。胡蘿蔔富含β－胡蘿蔔素，其在身體裡做為轉變成維生素A的原料，可以保護眼睛，使我們在夜晚的時候還可以看見東西。而類胡蘿蔔素則與維生素A沒有任何關係，它是一種抗氧化生物類黃酮，像是茄紅素、葉黃素等等皆為類胡蘿蔔素，相較於β－胡蘿蔔素，類胡蘿蔔素有較強抗氧化效果。因為類胡蘿蔔有很強的共振雙鍵的結構，可以抑制LDL－C（低密度脂蛋白膽固醇）的氧化，可以降低動脈硬化的發生率，預防心血管疾病。其他例如：蕃茄、黃綠色的蔬菜中皆有豐富的類胡蘿蔔素。

花青素

游離自由基（脂肪氧化產生的）對細胞DNA或組織的傷害會導致人體器官過度氧化。研究證實，紫色蔬果是最天然的抗氧聖品，它能清除自由基保護血管內皮細胞，維持血管彈性，降低動脈硬化、癌症的機率，同時它也是最佳護目食品，維護眼睛健康，預防眼病發生。

紫色、紫紅色、藍色的蔬果中富含花青素及植化素，如藍莓、茄子、紫葡萄、蔓越莓、櫻桃、紅石榴、紫甘藍菜、紫洋蔥、紅甜菜根等，而綠茶中的兒茶素、綠茶多酚亦含多種抗氧化成分，延緩老化功效卓越。與類胡蘿蔔素一樣屬於生物類黃酮，可以穩定血管內皮細胞的連結，避免被體內游離的自由基破壞，維持血管彈性，亦可以抑制血脂氧化，有預防心臟血管疾病的效果。其他類黃酮食物，洋蔥、綠茶、紅茶，亦有具有抗氧化、預防冠心病的效果。

植物性雌激素—大豆異黃酮（Isoflavones）

異黃酮類的結構與雌激素的結構相似，所以在體內可以與雌激素競爭接受體，以防止過多的雌激素與受體結合產生高乳癌的風險，此外，又可以提高ＬＤＬ受體活性，促進ＬＤＬ的代謝，進而降低血清中的膽固醇，亦可降低心血管疾病的風險。黃豆及其製品（味噌、豆腐、豆漿等等）即富含大豆異黃酮。

維生素E及維生素C

維生素Ｅ是脂溶性維生素，是我們體內最重要的脂溶性抗氧化物，當體內游離的自由基過多時，維生素E則會提供自己的氫離子，使游離自由基還原並失去攻擊性，以防止血脂肪的氧化，減少血管內皮破壞。此時維生素E就成了短暫的自由基，就需要維生素C的幫助，使自由基型的維生素E又還原成可抗氧化的維生素E。所以同時補充維生素E及維生素C抗氧化的效果更佳。深綠色的蔬菜、小麥胚芽及植物油中富含維生素E，而綠色蔬菜、青椒、番石榴、柑橘、柳丁等等富含維生素C。

輔酶Q_{10}

輔酶Q_{10}是一種脂溶性的抗氧化物，存在於所有生物的細胞膜上，人體也會自行製造，但隨著年紀增長體內輔酶Q_{10}會慢慢減少，所幸可從食物中補充。輔酶Q_{10}可以維持細胞的完整及穩定，並延緩ＬＤＬ的氧化，預防動脈硬化，亦可促進心肌的呼吸作用，預防心肌炎的發生。攝取足夠的輔酶Q_{10}可減低腦中風、高血壓、心律不整、心肌炎、心臟衰竭的機會，維持細胞的完整及穩定。

富含輔酶Q_{10}的來源有鯖魚、鮪魚、沙丁魚、雞肉、牛肉、花生、核桃、腰果、大豆、橄欖油、菠菜、花椰菜等。

魚油

魚油中富含DHA與EPA，多元不飽和脂肪酸Omega 3，魚油中DHA（不飽和脂肪酸），能提高紅血球細胞膜的流動性，可幫助腦部神經傳導並能降低三酸甘油脂，有效預防血栓形成、減少心血管疾病的發生，每週建議至少食用二次深海魚，例如鮭魚、鯖魚等。現代人忙碌也可以選擇補充優質魚油，但是在增加魚油攝取量的同時，亦需要補充維生素E，因不飽和脂肪酸易氧化。DHA主要存在於深海魚、貝類。

紅麴

紅糟或是紅麴是從紅麴菌加至穀類中釀製而成的，自古記載有多種功效。日本研究顯示，紅麴具有降低血脂肪、膽固醇、預防高血壓等功效，是很好的保健食品。主要是因紅麴有一種成分Monacolin K，具有阻斷膽固醇合成的功能。此成分也廣泛用於降血脂藥物──斯達汀（Statin）藥品，此類藥品亦有副作用，包括增加肝臟負擔、引發橫紋肌溶解症，雖然比例很低，仍須依醫師指示服用此類斯達汀藥物。

需要注意的是，若病患有服用降膽固醇藥或吃紅麴食品，避免與葡萄柚一起併用，因為紅麴相關食品有可能與降膽固醇藥物產生藥物交互作用，或是加重藥效等副作用；若病患在服用降膽固醇藥物或食用紅麴相關食品的同時亦飲用葡萄柚汁，會致使肝臟代謝斯達汀的效能降低，而使得斯達汀效果放大，因此補充紅麴保健食品前應先諮詢醫師。

黑巧克力

巧克力一直是大家喜愛的點心，香濃的口感，但又暗藏了驚人的熱量。黑巧克力含有高量的類黃酮素。類黃酮素具有良好的抗氧化的功能，可以保護低密度脂蛋白不被氧化，可可含量70％以上的黑巧克力，其口感苦中帶酸，近幾年研究發現可可中高量黃酮醇成分有助年長者的認知增強記憶，還具有良好的抗氧化能力，減少動脈硬化降低心血管疾病風險。而研究報告顯示黑巧克力的抗氧化效果高於紅酒及莓果類。另一方面，根據研究，黑巧克力中豐富的類黃酮素具有降低血管張力的作用，可能有降低血壓的些許效果。

酪梨

富含優質油脂營養價值高，刊登於〈美國心臟醫學會期刊〉美國賓州州立大學團隊發表的研究指出，酪梨能減少體內低密度脂蛋白的比例，降低膽固醇，需注意酪梨熱量三百至四百大卡，建議一天以半顆為限。

紅酒

近來多個研究指出，每天少量（三十毫升）的紅葡萄酒可以降低心血管病變的發生率。主要可從三方面來說明：其一，葡萄酒中的單寧酸具有抗氧化的作用，減少低密度脂蛋白的氧化，可減少血管動脈硬化而阻塞，降低心血疾病的風險。其二，紅酒比其他酒精性飲料含有較多的多酚類化合物，很多研究發現多酚能減少心血管的內皮細胞發炎，而降低心血管疾病的發生。最後，心臟血管內皮細胞的再生能力愈低，心血管疾病風險就愈高。而紅酒可以適度增加人體內皮前驅幹細胞的數量，因此增加血管的修復能力和彈性，也可防止動脈硬化及老化，降低血管發炎老化現象發生。需注意的是，少量紅酒可以保護心臟；反之，若大量飲用酒精對心臟健康無益。

綜合以上的保護性營養素，均衡的飲食早就已經概括了，不挑食、天天攝取五到九種的天然蔬果、烹調時少油少鹽少糖、餐餐減少紅肉類的攝取、天天適度運動，其實不需額外補充保健食品，也可以健康輕鬆過日子。

結語

一直以來，心血管疾病都是國人死因的前三名，其威脅性不容小覷，特別是突如其來的心肌梗塞，此病症好發於冬天，因氣溫寒冷，血管容易收縮，血壓較不穩定。心肌梗塞是每個年齡層都有可能發生的問題，一旦錯過黃金搶救期，就有可能有猝死危機。通常心肌梗塞發作時，患者心臟悶痛的感覺會比心絞痛更為劇烈，並伴隨著冒冷汗、臉色蒼白、四肢冰冷、噁心嘔吐、胸悶痛輻射到肩頸背等症狀，因此患者若有上述症狀應儘速送醫進行診治。

根據統計，至少有一半的急性心肌梗塞患者在發病前根本不知道自己有心血管疾病，因此更難預防。由於心血管疾病多屬於漸進式的發展，會受患者的年齡、身體狀況、飲食習慣等因素影響，呼籲各位讀者平時應定時檢查，均衡飲食、規律運動，以養成健康的身體。其實有高達90％的心肌梗塞可以預防，只要平常多留點心，就能遠離猝死的危機。

心肌梗塞病患男女比例

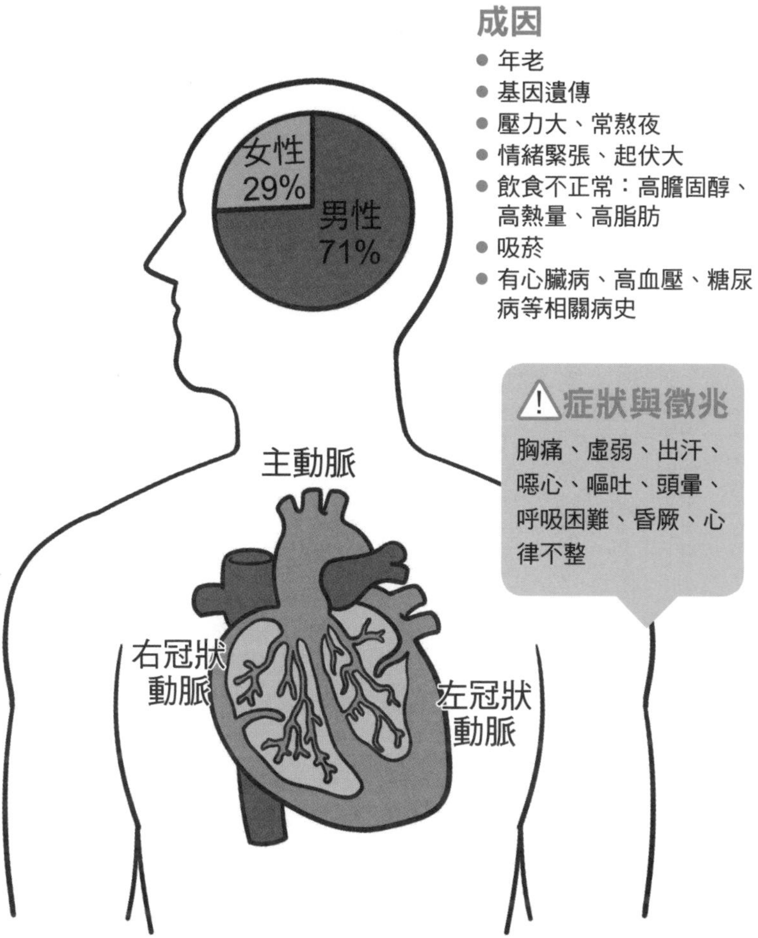
成因
● 年老
● 基因遺傳
● 壓力大、常熬夜
● 情緒緊張、起伏大
● 飲食不正常：高膽固醇、高熱量、高脂肪
● 吸菸
● 有心臟病、高血壓、糖尿病等相關病史
女性
29%
男性
71%
症狀與徵兆
胸痛、虛弱、出汗、噁心、嘔吐、頭暈、呼吸困難、昏厥、心律不整
主動脈
右冠狀動脈
左冠狀動脈

▲心肌梗塞是指冠狀動脈突然受到阻塞、血液供應急劇減少甚至中斷，以致心肌缺血、壞死，引發休克或死亡。

心肌梗塞：如何預防、辨別症狀與最新的治療方式 / 江碩儒作. -- 初版. -- 臺中市：晨星, 2017.12
面； 公分. --（專科一本通；25）
ISBN 978-986-443-373-5（平裝）
1.心肌梗塞
415.3161 106020371

專科一本通 25

心肌梗塞
如何預防、辨別症狀與最新的治療方式

作者 江 碩 儒
主編 莊 雅 琦
執行編輯 劉 容 瑄 吳 怡 蓁
網路行銷 吳 孟 青
美術編輯 曾 麗 香
封面設計 陳 其 煇
內頁繪圖 腐 貓 君

創辦人 陳 銘 民
發行所 晨星出版有限公司
台中市 407 工業區 30 路 1 號
TEL:（04）23595820 FAX:（04）23550581
E-mail:health119@morningstar.com.tw
http://www.morningstar.com.tw
行政院新聞局局版台業字第 2500 號
法律顧問 陳 思 成 律師
初版 西元 2017 年 12 月 6 日
讀者服務專線 04-23595819#230

總經銷 知己圖書股份有限公司
台北 台北市 106 辛亥路一段 30 號 9 樓
TEL：（02）23672044 / 23672047 FAX：（02）23635741
台中 台中市 407 工業 30 路 1 號
TEL：（04）23595819 FAX：（04）23595493
E-mail：service@morningstar.com.tw
網路書店 http://www.morningstar.com.tw

郵政劃撥 15060393
戶名 知己圖書股份有限公司

定價 250 元
ISBN 978-986-443-373-5

◆讀者回函卡◆

以下資料或許太過繁瑣，但卻是我們瞭解您的唯一途徑
誠摯期待能與您在下一本書中相逢，讓我們一起從閱讀中尋找樂趣吧！

姓名：＿＿＿＿＿＿＿＿＿＿ 性別：□ 男 □ 女 生日： ／ ／

教育程度：□ 小學 □ 國中 □ 高中職 □ 專科 □ 大學 □ 碩士 □ 博士

職業：□ 學生 □ 軍公教 □ 上班族 □ 家管 □ 從商 □ 其他＿＿＿＿＿＿＿＿

月收入：□ 3 萬以下 □ 4 萬左右 □ 5 萬左右 □ 6 萬以上

E-mail：＿＿＿＿＿＿＿＿＿＿＿＿＿＿ 聯絡電話：＿＿＿＿＿＿＿＿＿＿

聯絡地址：□□□＿＿＿＿＿＿＿＿＿＿＿＿＿＿＿＿＿＿＿＿＿＿＿＿

購買書名： 心肌梗塞：如何預防、辨別症狀與最新的治療方式

・請問您是從何處得知此書？

□書店 □報章雜誌 □電台 □晨星網路書店 □晨星健康養生網 □其他＿＿＿＿＿

・促使您購買此書的原因？

□封面設計 □欣賞主題 □價格合理 □親友推薦 □內容有趣 □其他＿＿＿＿＿

・看完此書後，您的感想是？

＿＿＿＿＿＿＿＿＿＿＿＿＿＿＿＿＿＿＿＿＿＿＿＿＿＿＿＿＿＿＿＿＿＿

・您有興趣了解的問題？ (可複選)

□ 中醫傳統療法 □ 中醫脈絡調養 □ 養生飲食 □ 養生運動 □ 高血壓 □ 心臟病
□ 高血脂 □ 腸道與大腸癌 □ 胃與胃癌 □ 糖尿病 □內分泌 □ 婦科 □ 懷孕生產
□ 乳癌／子宮癌 □ 肝膽 □ 腎臟 □ 泌尿系統 □攝護腺癌 □ 口腔 □ 眼耳鼻喉
□ 皮膚保健 □ 美容保養 □ 睡眠問題 □ 肺部疾病 □ 氣喘／咳嗽 □ 肺癌
□ 小兒科 □ 腦部疾病 □ 精神疾病 □ 外科 □ 免疫 □ 神經科 □ 生活知識
□ 其他＿＿＿＿＿＿＿＿＿＿＿＿＿＿＿＿＿＿＿＿＿＿＿＿＿＿＿＿＿＿

□ 同意成為晨星健康養生網會員

以上問題想必耗去您不少心力，為免這份心血白費，請將此回函郵寄回本社或傳真至（04）2359-7123，您的意見是我們改進的動力！

晨星出版有限公司 編輯群，感謝您！

請填妥後對折裝訂，直接投郵即可，免貼郵票。

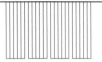

廣告回函
台灣中區郵政管理局
登記證第267號
免貼郵票

407
台中市工業區30路1號
晨星出版有限公司

請沿虛線摺下裝訂，謝謝！

填回函・送好書

填妥回函後附上 32/52 元（普通 / 掛號）
郵票寄回，即可索取

《長壽的飲食》

世界五大長壽村的飲食秘密大公開！
營養專家莎莉・畢爾探訪世界各地的長壽村，
解開長壽之謎，告訴您怎樣吃最長壽。

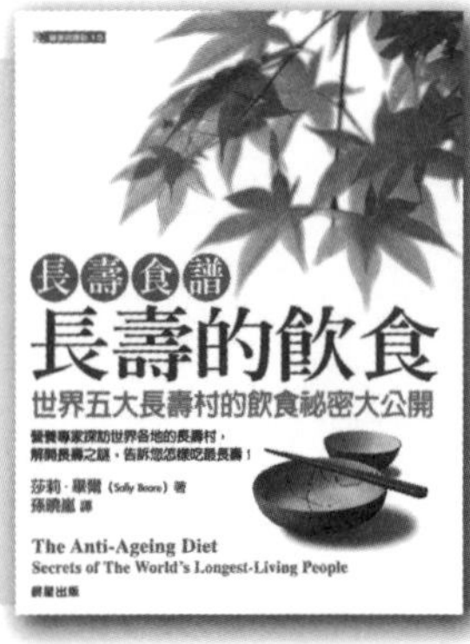

特邀各科專業駐站醫師，為您解答各種健康問題。
更多健康知識、健康好書都在晨星健康養生網。

晨星健康養生網
http://health.morningstar.com.tw

晨星健康養生網